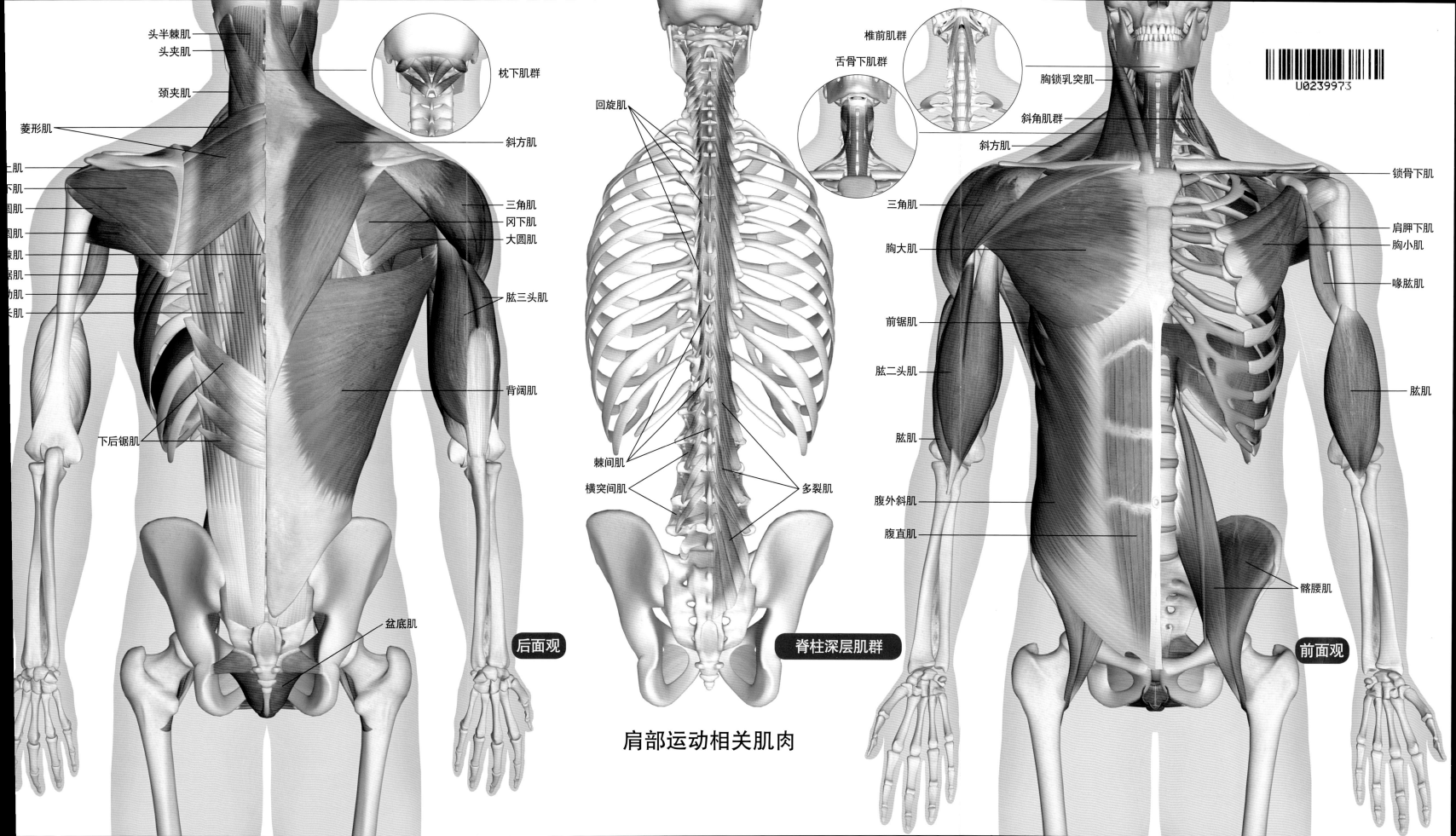

头半棘肌
头夹肌
颈夹肌
菱形肌
上肌
下肌
圆肌
阔肌
棘肌
据肌
力肌
长肌

枕下肌群
斜方肌
三角肌
冈下肌
大圆肌
肱三头肌
背阔肌

下后锯肌
盆底肌

后面观

回旋肌

棘间肌
横突间肌

多裂肌

脊柱深层肌群

椎前肌群
舌骨下肌群

胸锁乳突肌
斜角肌群
斜方肌

三角肌
胸大肌
前锯肌
肱二头肌
肱肌
腹外斜肌
腹直肌

锁骨下肌
肩胛下肌
胸小肌
喙肱肌
肱肌
髂腰肌

前面观

肩部运动相关肌肉

U0239973

肩关节功能康复
运动训练

编著:〔日〕竹内京子 〔日〕宫崎尚子

主译:霍 明

主审:李德盛 黄秋晨

北京科学技术出版社

著作权合同登记号　图字：01-2021-1458

图书在版编目（CIP）数据

肩关节功能康复运动训练 /（日）竹内京子，（日）宫崎尚子编著；霍明主译 . —北京：北京科学技术出版社，2021.7（2024.10 重印）

ISBN 978-7-5714-1527-3

Ⅰ . ①肩… Ⅱ . ①竹… ②宫… ③霍… Ⅲ . ①肩关节 – 运动功能 – 康复训练 Ⅳ . ① R684.09

中国版本图书馆 CIP 数据核字（2021）第 066990 号

责任编辑：张真真
责任校对：贾　荣
责任印制：吕　越
封面设计：申　彪
出 版 人：曾庆宇
出版发行：北京科学技术出版社
社　　址：北京西直门南大街16号
邮政编码：100035
电话传真：0086-10-66135495（总编室）　　0086-10-66113227（发行部）
网　　址：www.bkydw.cn
印　　刷：北京捷迅佳彩印刷有限公司
开　　本：787 mm×1092 mm　1/16
字　　数：200千字
印　　张：13.25
版　　次：2021年7月第1版
印　　次：2024年10月第3次印刷
ISBN 978-7-5714-1527-3

定　　价：89.00元

译者名单

主译 霍 明

译者（以姓氏笔画为序）

王紫敏 尹 璐 尹立全 朱悦彤 刘 珊 刘兴凯

吴 恒 张蔚丽（Weili Materna） 邵双燕 单钰淇 徐燕峰

葛 萌 解化龙 霍 明

前言1

《肩关节功能康复运动训练》与《骨盆解剖及功能训练图解》同属运动康复系列图书。我编写本书的目的是希望读者可以从多个视角出发理解与运动息息相关的"肩",能够将所学的知识运用到动作的应用和创新中,更好地保持身心健康。

本书用了大量的篇幅尽可能全面地介绍与肩相关的知识。在编写初期使我感到苦恼的是肩的定义不统一。各种见解众说纷纭,甚至大相径庭。

日本人生活中所提到的肩,左右(冠状)方向是指从颈部的底部到肩峰处,前后(矢状)方向是指肩胛冈(后方)与锁骨(前方)之间的区域。在该区域中,斜方肌、冈上肌、肩胛提肌为肩部僵硬时的主要肌肉,是松解或按摩时的目标肌肉。广义的"肩部僵硬"是将斜方肌整个区域以及肩胛骨、脊柱等背部和颈部的不适感都包含在内。

与日本人相比,西方人所提到的肩是指解剖学上的肩关节(肩胛骨的关节盂和肱骨头)和关节囊的区域投影到皮肤的表面范围,即三角肌的区域相当于肩的范围。这比日本人所定义的肩要狭义得多。我们推测,这种概念上的差异可能导致了大家对肩的定义的不同,产生了"日本人才会肩颈酸痛"的错觉。

本书可以作为一本解剖学书籍,用于学习大量与肩有关的解剖学知识;同时也可以作为一本健康读物,用于肩关节的保养和康复。我衷心地希望本书可以帮助到您,维护您的健康。

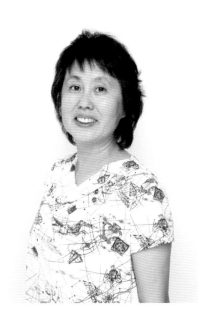

竹内京子　医学博士,体育学硕士

日本帝京平成大学医疗福祉人文关怀学部柔道整复学科教授,研究生学院健康科学研究科教授。
东京教育大学体育学部健康教育学学士毕业后,在本校攻读体育学硕士研究生(主修健康教育学,辅修应用解剖学)。后随丈夫留学美国,获得医学博士学位。回国后任防卫医科大学解剖学特聘讲师,从2009年4月任职至今。

前言2

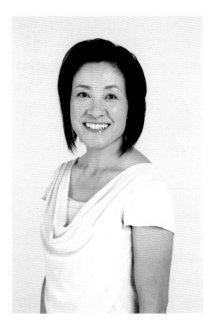

第一次接触解剖学是在体育大学上学的时候。解剖学与运动生理学都是我最开始学习的运动医学学科。当时认为解剖学很难，我也只是为了取得学分而学习。

毕业后，在作为健康运动指导师的工作中，我再一次意识到了解剖学的重要性，与竹内老师的相遇也彻底改变了我之前对解剖学的消极看法。

身体的运行原理和原则只有一个，而答案就在解剖学里。我在教学中遇到的困扰和不解，也能在解剖学中找到线索和答案。

随着自己年龄的增长，我也感受到了身体各种各样的变化。身体就像一个小小的实验室，让我每天都可以做各种各样的实验。

推荐读者带着解谜游戏的感觉学习本书的解剖内容，并尝试解答身体变化的原因。我相信本书能让更多的人感受到解谜的快乐。

宫崎尚子　健康运动指导师，预防保健高级培训专家

日本运动指导师科学会代表董事。NPO日本健康运动指导师协会埼玉县分会会长。

日本东京女子体育大学毕业后，在东京药物健康保险开发中心任特聘讲师，后因生育而离职，此后创建了日本运动指导师科学会，指导对象多样，指导内容包括运动、营养、口腔护理和认知能力改善，以及对姿势和步行的动作分析等。

目录

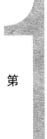

第1章 肩的构造

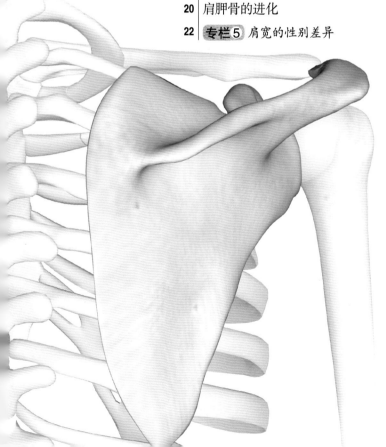

1

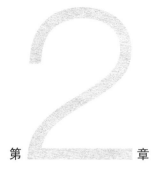

与肩有关的肌肉

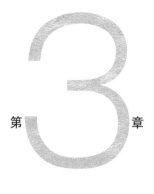

肩的运动

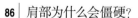

关于肩关节,你需要了解的事——肩部常见的困扰和不适

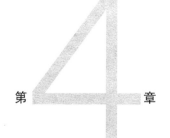

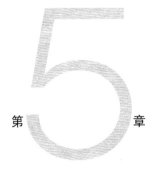

肩关节的类型和检查方法

第5章

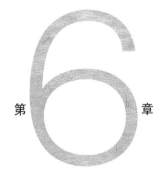

不同类型肩关节的康复训练

第6章

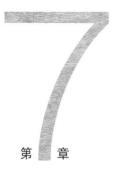

7

第 章

肩关节功能改善训练

附录

第 1 章

肩的构造

连接颈部、手臂和躯干的部分称为肩，本章将介绍组成肩的骨骼，并详细解说肩的构造。

肩的位置
肩连接颈部、手臂和躯干

肩在躯干的上部，是连接颈部、手臂和躯干的部分。

日常生活中经常使用肩这个词，例如"肩膀僵硬""肩膀疼"等，那么肩指的是哪个部位呢?

在解剖学术语中，肩没有明确定义。没有名为肩的骨骼，也没有类似区分头部、胸部、腹部等区域时的具体术语。勉强定义肩的话，包裹肩关节的三角肌周围的区域被称为"肩"。欧美人将肩关节及覆盖肩关节的皮肤部分叫作肩。而日本人将从颈部的底部，将手臂和躯干连接起来的这一大范围称为肩。欧美人概念中的肩相当于日本人概念中的肩的末端，也就是肩峰附近。

如上所述，肩的具体范围各种各样。本书

在解剖学的肩关节、肩胛带的内容上，增加了"日本人的肩"的概念，将包含参与肩关节、肩胛带运动的骨骼与肌肉的广泛区域定义为肩，并进行解说。

■ 肩的定义各种各样
日本人和欧美人在体表解剖学所表示的肩的概念有所不同。本书综合考虑了这几种概念所涉及的头部、颈部和背部的范围，并将包括所有这些位置的范围称为"肩"。

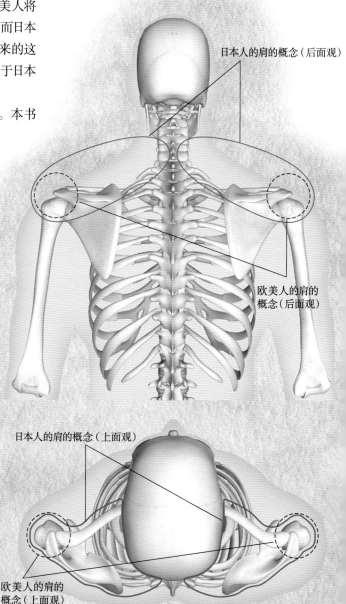

日本人的肩的概念（后面观）

欧美人的肩的概念（后面观）

日本人的肩的概念（上面观）

欧美人的肩的概念（上面观）

肩胛带

锁骨和肩胛骨共同构成肩胛带。

根据研究领域的不同，肩胛带这一区域有不同的叫法。具体来说，在解剖学范围被称为上肢带，在骨科范围被称为上肢带或肩胛带，在动物学范围被称为肩带。

组成肩关节（盂肱关节）的骨骼还包括肱骨。肱骨位于上臂，与锁骨之间由韧带和肌肉连接，与肩胛骨之间由关节囊连接，并共同构成肩关节。

此外，构成脊柱（脊椎）、胸廓、骨盆、颅骨的部分骨骼也包括在广义的肩部的骨骼中。这些骨骼通过肌肉与肩胛带相连，参与肩部的运动。例如，参与上肢运动的背阔肌有一部分起源于骨盆，而上提肩胛骨的肩胛提肌则附着于颈椎上，即脊柱的颈椎部分。

支撑肩部的斜方肌是位于背部的大肌肉，与头部和脊柱（颈椎和胸椎）相连。此外，参与头颈部运动的胸锁乳突肌也起自胸骨和锁骨，附着于颅骨（颞骨和枕骨）上，影响肩部的运动。

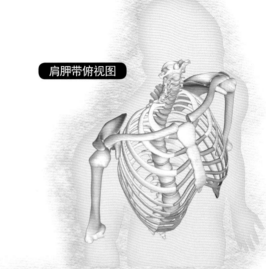

肩胛带俯视图

■ 构成肩部的骨骼

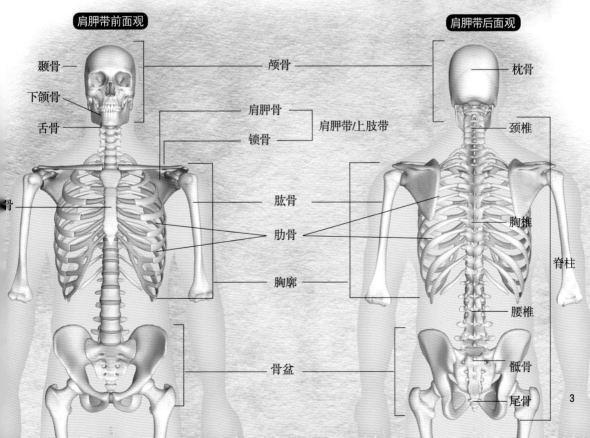

肩胛带前面观

- 颞骨
- 下颌骨
- 舌骨
- 颅骨
- 肩胛骨
- 锁骨
- 肩胛带/上肢带
- 肱骨
- 肋骨
- 胸廓
- 骨盆
- 骨

肩胛带后面观

- 枕骨
- 颈椎
- 胸椎
- 腰椎
- 脊柱
- 骶骨
- 尾骨

锁骨

锁骨是决定肩宽的骨骼。

锁骨位于胸部，肉眼很容易看到，用手也可以摸到。从正面看，它是直的，但从上方看，它是S形的。它决定肩的宽度，其长度因人而异，一般为13~14厘米，对抗侧方冲击的能力较弱，容易发生骨折。

锁骨和肩胛骨共同构成肩胛带。肩胛带与胸骨相连，构成了肩部的基础。许多肌肉都附着在肩胛带上面，帮助稳定肩部。

有的四足动物有锁骨，有的没有。像马那样快速奔跑的四肢大幅度运动的哺乳动物没有锁骨。锁骨会限制四肢的前后运动，不适合快速奔跑，因此马没有进化出锁骨。狗有锁骨，但很小且难以辨认，基本上和没有一样。猫有很小的锁骨，但在胸锁关节一侧呈膜状，难以辨认。

另一方面，能够爬树的动物都有锁骨。这是因为锁骨可以让它们的手臂向除前后以外的方向移动。

人类手臂的活动范围比四足动物的活动范围大得多，锁骨保障了手臂运动的稳定性，并使手臂运动的自由度更大。

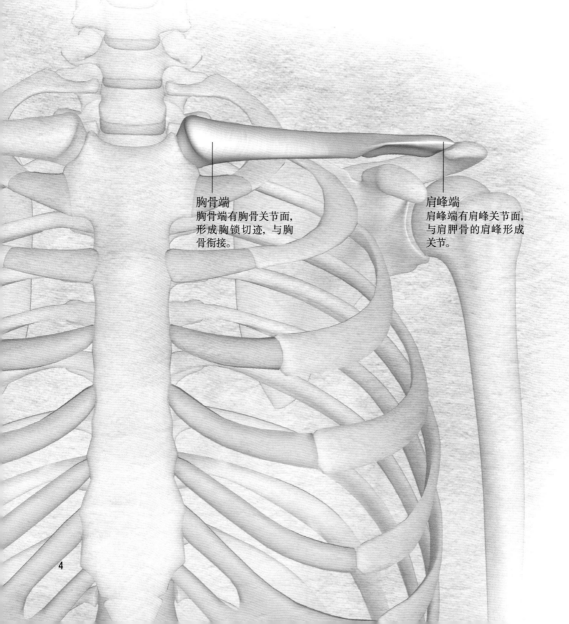

胸骨端
胸骨端有胸骨关节面，形成胸锁切迹，与胸骨衔接。

肩峰端
肩峰端有肩峰关节面，与肩胛骨的肩峰形成关节。

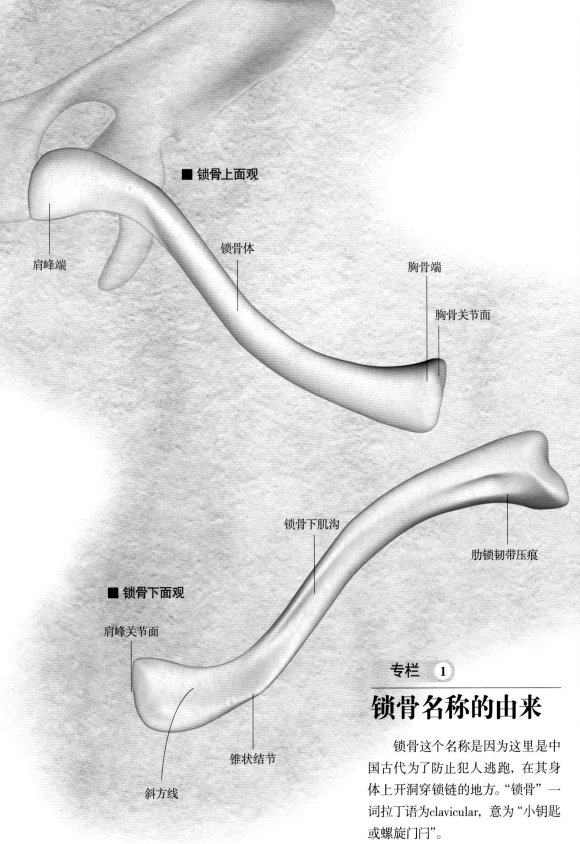

■ 锁骨上面观

肩峰端

锁骨体

胸骨端

胸骨关节面

锁骨下肌沟

肋锁韧带压痕

■ 锁骨下面观

肩峰关节面

锥状结节

斜方线

专栏 ①

锁骨名称的由来

锁骨这个名称是因为这里是中国古代为了防止犯人逃跑，在其身体上开洞穿锁链的地方。"锁骨"一词拉丁语为clavicular，意为"小钥匙或螺旋门闩"。

第1章
肩的构造

第2章
与肩有关的肌肉

第3章
肩的运动

第4章
关于肩关节、肩峰需要了解的事
肩部常见的困扰和不适

第5章
肩关节的类型和检查方法

第6章
不同类型肩关节的康复训练

第7章
肩关节功能改善训练

肩胛骨

肩胛骨位于背部，呈倒三角扁平状。

肩胛骨是一个几乎倒置的三角形的扁骨，在背部左右各一个。

从发育上来说，肩胛骨由三块骨骼结合而成，并有许多突起的部分。

和支撑下肢的骨盆一样，肩胛骨上附着有很多肌肉。但是，它比骨盆薄得多。这是由于肩胛骨是在肌肉进化中发育起来的骨骼，并且不需要像骨盆那样支撑体重。

肩胛骨由两个表面（腹侧面、背侧面）、三个边缘（上缘、内侧缘、外侧缘）、三个角（上角、下角、外角）构成。整个腹侧面略微凹陷，凹陷部分的骨骼很薄，也有部分人群的这一区域未完全骨化。

肩胛骨背侧面上方1/3处，有一个被称为肩胛冈的棱状突起。肩胛冈起自肩胛骨内侧缘扁平的棘三角止于肩峰。肩胛冈的上方和下方有凹陷，分别称为冈上窝和冈下窝。在上缘的外侧有一个切口，称为肩胛切迹。喙突从这个地方突出。肩胛上横韧带在肩胛切迹上方被拉伸成一个孔，肩胛上神经通过这个孔。

从喙突到关节盂上部，这一部分是相对独立的骨骼，通常在青春期会与身体的其他部位结合,但少数成年人会有结合不全、出现分离的情况，甚至也会有肩峰分离的情况。

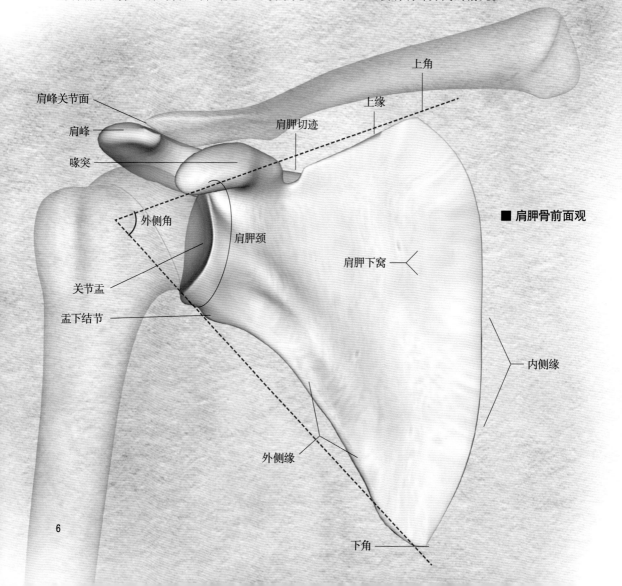

■ 肩胛骨前面观

肩峰关节面
肩峰
喙突
外侧角
关节盂
盂下结节
上角
上缘
肩胛切迹
肩胛颈
肩胛下窝
内侧缘
外侧缘
下角

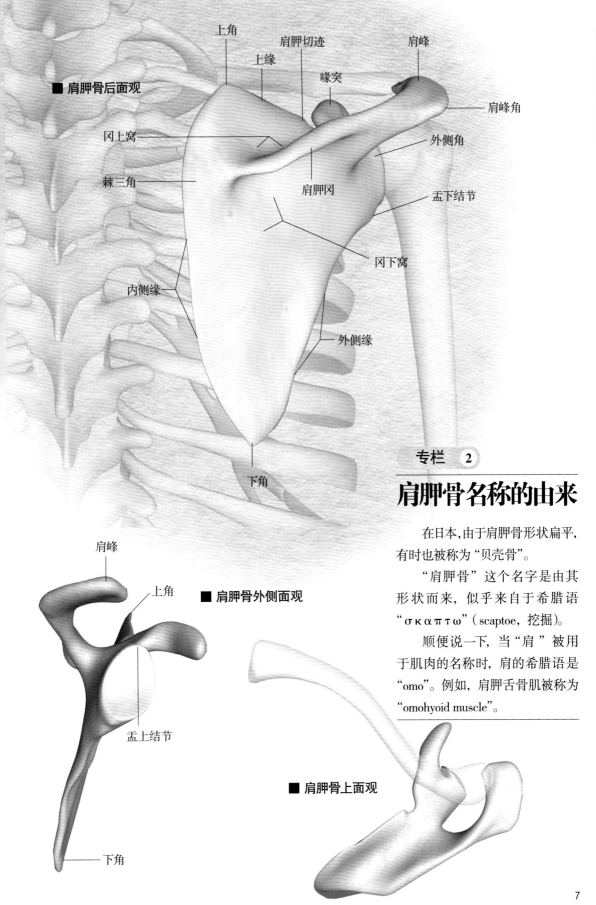

■ 肩胛骨后面观

上角
上缘
肩胛切迹
喙突
肩峰
肩峰角
外侧角
冈上窝
棘三角
肩胛冈
盂下结节
内侧缘
冈下窝
外侧缘
下角

肩峰
上角
盂上结节
下角

■ 肩胛骨外侧面观

■ 肩胛骨上面观

第1章
肩的构造

第2章
与肩有关的肌肉

第3章
肩的运动

第4章
关于肩关节、应你要了解的事——肩部常见的困扰和不适

第5章
肩关节的类型和检查方法

第6章
不同类型肩关节的康复训练

第7章
肩关节功能改善训练

专栏 2

肩胛骨名称的由来

在日本,由于肩胛骨形状扁平,有时也被称为"贝壳骨"。

"肩胛骨"这个名字是由其形状而来,似乎来自于希腊语"σκαπτω"(scaptoe,挖掘)。

顺便说一下,当"肩"被用于肌肉的名称时,肩的希腊语是"omo"。例如,肩胛舌骨肌被称为"omohyoid muscle"。

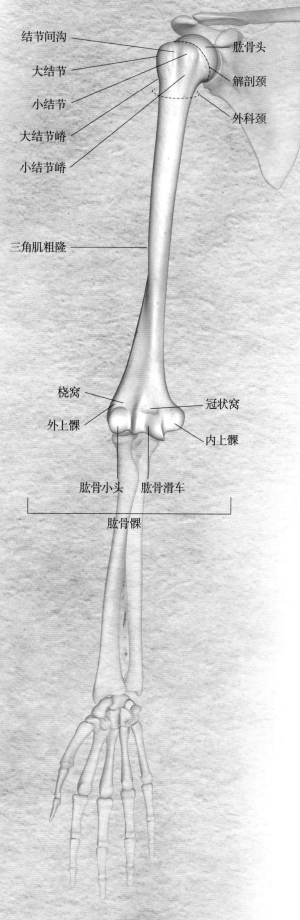

■ 肱骨前面观

结节间沟
大结节
小结节
大结节嵴
小结节嵴

肱骨头
解剖颈
外科颈

三角肌粗隆

桡窝
外上髁

冠状窝
内上髁

肱骨小头　肱骨滑车
肱骨髁

肱骨

肱骨的近端较大，且近端内侧有半球形肱骨头。
肱骨头关节面的外周稍窄，形成"解剖颈"。

　　肱骨与股骨相似，都是长管骨，但二者两端
的结构略有不同。股骨头呈球形，而肱骨头不是
完整的球形。股骨的"颈"（股骨颈）又细又长，
容易折断，而肱骨的解剖颈则不那么容易折断。
肱骨最薄弱的部位是大、小结节下方与肱骨体成
边界的地方，因其易发生骨折，故被称为"外科颈"。

　　肱骨远端呈扁平状，向内、外延伸。在突出
的内上髁后方，有一条名为尺神经沟的浅沟，尺
神经通过此沟。尺神经就是肘部受到撞击时，感
觉发麻的神经。

　　在内、外上髁之间有突出的肱骨髁，它由肱骨
滑车和肱骨小头组成，分别与前臂的尺骨和桡骨
衔接。在肱骨髁的底部，当手臂屈伸时，骨骼交
接处有凹陷。肱骨髁前面是与桡骨的桡骨头和尺
骨的冠状突相交接的桡窝、冠状窝。肱骨髁后面
是与尺骨的鹰嘴相交接的名为鹰嘴窝的大的凹陷。

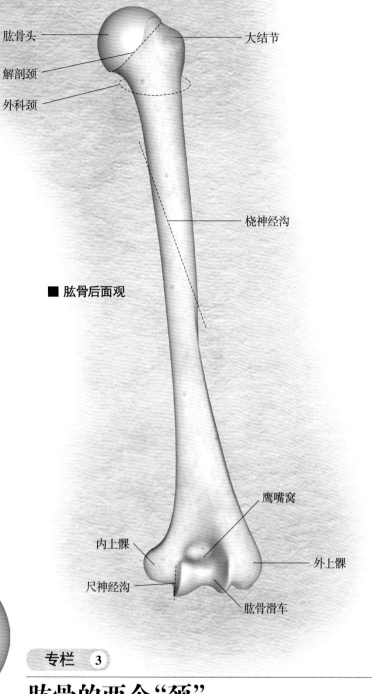

肱骨头 —

解剖颈 —

外科颈 —

— 大结节

— 桡神经沟

■ 肱骨后面观

鹰嘴窝

内上髁

尺神经沟

— 外上髁

肱骨滑车

解剖颈

外科颈

第1章 肩的构造

第2章 与肩有关的肌肉

第3章 肩的运动

第4章 关于肩关节，你应该了解的事——肩部常见的困扰和不适

第5章 肩关节的类型和检查方法

第6章 不同类型肩关节的康复训练

第7章 肩关节功能改善训练

专栏 ③

肱骨的两个"颈"

肱骨的两个"颈"很容易搞混。以通常"颈部"的概念来看，外科颈很容易找到。大、小结节在非常短的解剖颈附近，"头""体"的分界很难辨识，因此，解剖颈不容易被大家观察到。解剖颈是解剖学定义给出的名称与外观不符的一个例子，但如果大家知道肱骨的大、小结节分别对应股骨的大、小转子，就可以很容易辨认肱骨颈（解剖颈）。

肩部运动涉及的骨骼

通过肌肉收缩，躯干大部分的骨骼都参与肩部的运动，所以这些骨骼在功能上也可作为肩部运动的一部分。支撑肩部并协助上肢运动的骨骼，主要有颈椎、胸椎、胸骨和肋骨。同时，由肩颈支撑的颅骨的运动也会影响肩部的活动。

　　一些不属于肩部的骨骼也会通过肌肉的活动参与到肩的运动之中，如构成脊柱和胸廓的骨骼：颈椎、胸椎、胸骨、肋骨。

　　此外，肩部运动涉及的骨骼还包含斜方肌起点的枕骨，辅助上肢运动的背阔肌所附着的骨盆，以及通过肩胛舌骨肌或胸锁乳突肌支持肩胛骨骼的舌骨、颞骨等头部骨骼。

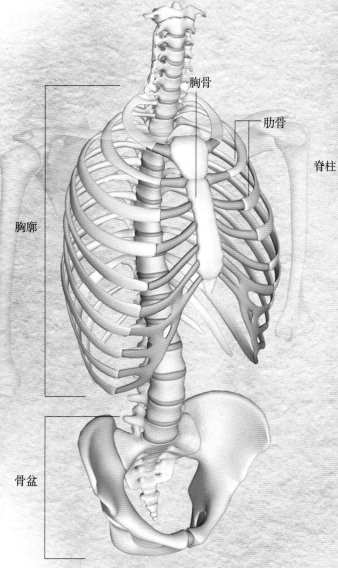

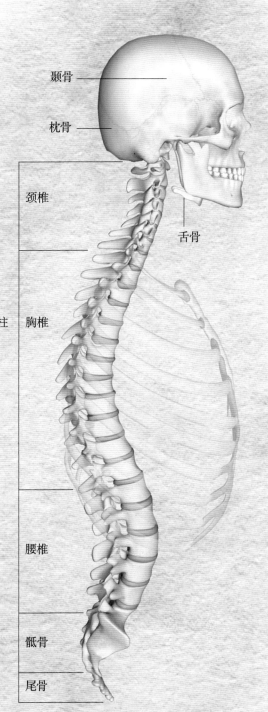

支撑肩部的骨骼

颈椎

颈椎是位于脊柱颈部的骨，全部颈椎由7个锥体组成。颈椎最大的特征是其存在横突孔。横突孔位于横突内侧，是椎动脉和静脉的通道。第1颈椎、第2颈椎、第7颈椎有着与其他颈椎不一样的构造特征。

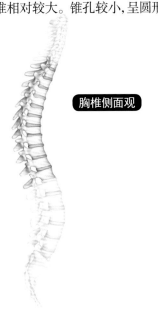

颈椎侧面观

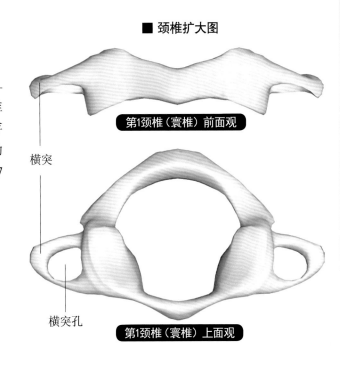

■ 颈椎扩大图

第1颈椎（寰椎）前面观

横突

横突孔

第1颈椎（寰椎）上面观

胸椎

胸椎是位于脊柱胸部区域的骨，由12个椎体组成。胸椎最大的特征是存在与肋骨相连接的关节面。锥体的上下面近于心形，下位胸椎相对较大。锥孔较小，呈圆形。

胸椎侧面观

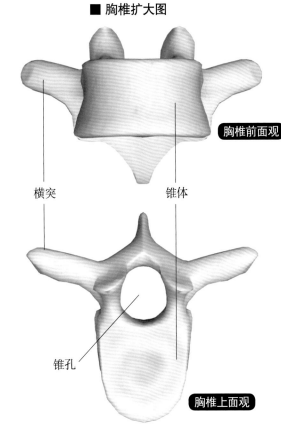

■ 胸椎扩大图

横突　　　锥体

胸椎前面观

锥孔

胸椎上面观

第1章 肩的构造

第2章 与肩有关的肌肉

第3章 肩的运动

第4章 关于肩关节你需要了解的事——肩部常见的困扰和不适

第5章 肩关节的类型和检查方法

第6章 不同类型肩关节的康复训练

第7章 肩关节功能改善训练

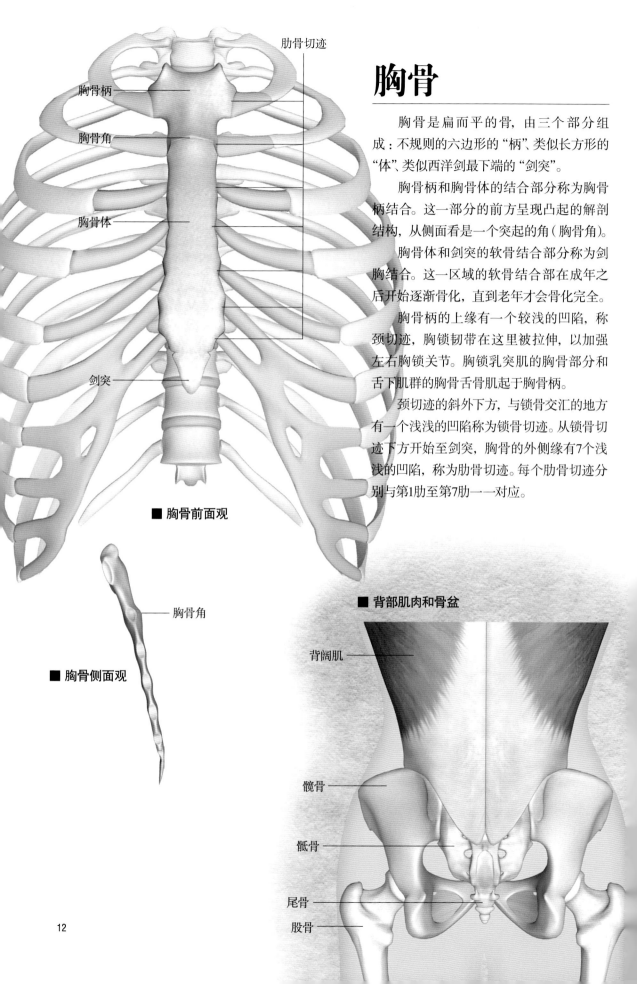

胸骨

胸骨是扁而平的骨，由三个部分组成：不规则的六边形的"柄"、类似长方形的"体"、类似西洋剑最下端的"剑突"。

胸骨柄和胸骨体的结合部分称为胸骨柄结合。这一部分的前方呈现凸起的解剖结构，从侧面看是一个突起的角（胸骨角）。

胸骨体和剑突的软骨结合部分称为剑胸结合。这一区域的软骨结合部在成年之后开始逐渐骨化，直到老年才会骨化完全。

胸骨柄的上缘有一个较浅的凹陷，称颈切迹，胸锁韧带在这里被拉伸，以加强左右胸锁关节。胸锁乳突肌的胸骨部分和舌下肌群的胸骨舌骨肌起于胸骨柄。

颈切迹的斜外下方，与锁骨交汇的地方有一个浅浅的凹陷称为锁骨切迹。从锁骨切迹下方开始至剑突，胸骨的外侧缘有7个浅浅的凹陷，称为肋骨切迹。每个肋骨切迹分别与第1肋至第7肋一一对应。

肋骨切迹

胸骨柄

胸骨角

胸骨体

剑突

■ 胸骨前面观

胸骨角

■ 胸骨侧面观

■ 背部肌肉和骨盆

背阔肌

髋骨

骶骨

尾骨

股骨

肋骨

　　肋骨由骨骼部分（肋硬骨）和软骨部分（肋软骨）组成。肋骨前方是胸骨和肋软骨的连接（胸肋关节），后方是肋硬骨与胸椎的连接（肋椎关节，分为肋椎关节和肋横突关节）。

　　肋骨左右共计12对，24根，与胸骨相连的肋骨切迹存在于第1~7对肋骨间。第8肋软骨连接在第7肋软骨上，第9肋软骨连接在第8肋软骨上，第10肋软骨连接在第9肋软骨上，以此类推，下位肋软骨均附着在上一肋软骨上。第11肋和第12肋与胸椎相连，前方因没有骨结构，因此夹在肌肉之间。

　　与肩关节关联的是第1肋和第2肋。

　　与第1肋骨切迹连接的第1肋，因其在锁骨的内侧，因此比较难在体表触诊，但其也是支持锁骨的重要骨性结构。第1肋与胸廓上部相接，上下都是平的。肋骨上面和锁骨下面的间隙存在锁骨下肌群，对锁骨的活动产生重要的作用。第1肋前方存在锁间韧带、肋锁韧带，韧带的作用是强化胸锁关节。第1肋也是前斜角肌和中斜角肌的止点。

　　胸骨柄结合（胸骨角）的两侧是与第2肋骨切迹连接的第2肋，此部位可以很简单触诊到。第2肋是一个体表标志点，也是后斜角肌的止点。

骨盆

　　与上肢运动相关的背阔肌附着在骨盆上。虽然骨盆是下肢带骨的组成部分，但其与背阔肌相连接，因此也与上肢的运动有关。并且，骨盆作为脊柱的骨性支持结构，也间接参与了肩的运动。骨盆的详细介绍请参考《骨盆解剖及功能训练图解》。

■ 肋骨前面观

肋软骨　　　　　　第1肋　　　　肋骨

第2肋

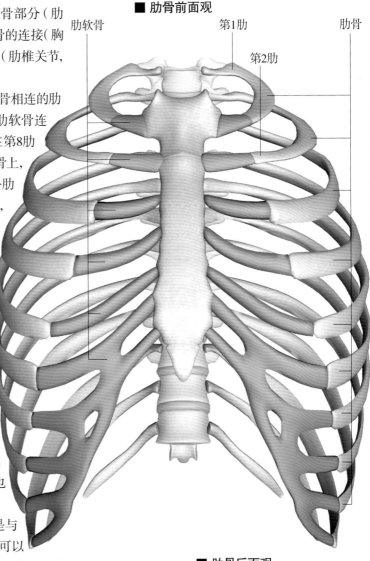

■ 肋骨后面观

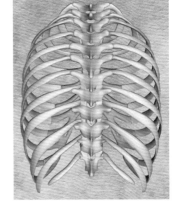

第1章
肩的构造

第2章
与肩有关的肌肉

第3章
肩的运动

第4章
关于肩关节，必须知道了解的事——肩部常见的困扰和不适

第5章
肩关节的类型和检查方法

第6章
不同类型肩关节的康复训练

第7章
肩关节功能改善训练

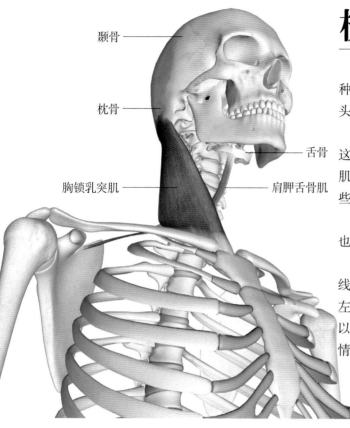

支持肩部运动的头部骨骼

颞骨

枕骨

胸锁乳突肌

舌骨

肩胛舌骨肌

颞骨
枕骨

颞骨和枕骨是构成颅骨的15种骨骼的其中2种。颞骨分为左右两个，在耳的周围。而枕骨在头后部。

头部支持肩部运动的肌肉大多数都附着于这两个骨骼上。支撑头部，以及支持头部运动的肌肉多起自脊柱、胸廓、上肢带的骨骼，因此这些骨骼对肩部运动产生着很大的影响。

颞骨有乳突和茎突两个突起，而这两个突起也通过各类韧带、肌肉与胸廓的骨相连接。

枕骨上存在被称为最上项线、上项线和下项线的横向走行线状突起，也连接起自脊柱的肌肉。左右的最上项线和上项线之中存在枕外隆凸，可以在体表触诊到，男性比女性更加明显，在很多情况下，我们可以在男性的脑后清楚地看到它。

舌骨

舌骨作为颅骨的一部分，其并未与其他骨形成直接的关节，是一个完全独立的骨骼。

舌骨是位于下颌骨和甲状软骨之间的U字形小骨，埋藏在舌根和咽头之间。

舌骨前部是扁平的舌骨体，舌骨体的两侧开始向后方延伸的部分为大角，在大角和舌骨体的中间部，向后方突出的部分称为小角，要将二者相互区分。这一区域也有肌肉和韧带的连接。

附着于舌骨的肌肉，除了舌骨上肌群、舌骨下肌群，还有可以让舌运动的舌骨肌，以及可以收缩咽部的咽头收缩肌。

肩胛骨与舌骨由舌骨下肌群的肩胛舌骨肌相连。

■ 舌骨前上面观

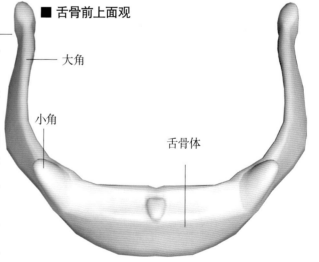

大角

小角

舌骨体

肩部的关节
3个解剖学关节和2个功能性关节

第1章
肩的构造

第2章
与肩有关的肌肉

第3章
肩的运动

第4章
关于肩关节、肱部常见的困扰和不适

第5章
肩关节的类型和检查方法

第6章
不同类型肩关节的康复训练

第7章
肩关节功能改善训练

肩部一共有5个关节，其中3个是解剖学关节，2个是功能性关节。
这里首先介绍3个解剖学意义上的关节的结构和功能。

解剖学关节指骨与骨相连接，由关节囊和韧带等结构支持的关节。而功能性关节指的是虽然也可以像关节一样运动，但没有典型的关节结构。

首先介绍3个解剖学意义上的关节之一——肩锁关节。它是肩胛骨和锁骨相互构成的关节，

肩胛带在此连接。另一个关节叫作胸锁关节，是肩胛带和躯干唯一相互为关节的关节。胸锁关节的灵活性促使手臂活动范围变大。

解剖学意义上的第3个关节为盂肱关节，由肩胛带和肱骨构成，也是狭义上的"肩关节"。

功能性关节的内容将在第3章详细阐述。

解剖学关节	功能性关节
肩锁关节	肩胛胸壁关节
胸锁关节	第2肩关节/肩峰下关节
盂肱关节	

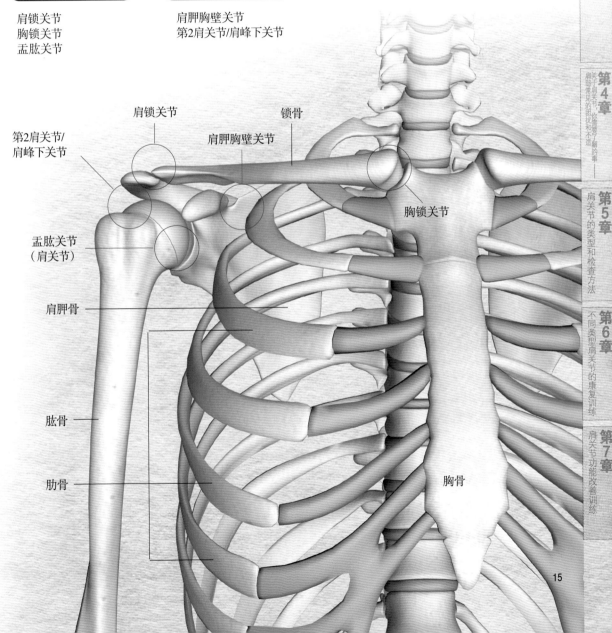

第2肩关节/肩峰下关节

肩锁关节

锁骨

肩胛胸壁关节

胸锁关节

盂肱关节（肩关节）

肩胛骨

肱骨

肋骨

胸骨

15

肩锁关节

肩锁关节是肩胛骨和锁骨相连接构成的平面关节，也是处于悬空状态的肩胛骨唯一与骨性结构相连的部分，在肩胛骨的回旋运动中起到支点的作用。

肩胛骨和锁骨由坚韧的韧带相连接，锁骨的运动会带动肩胛骨的活动。肩胛骨也通过肩锁关节伴随肩关节一并活动。

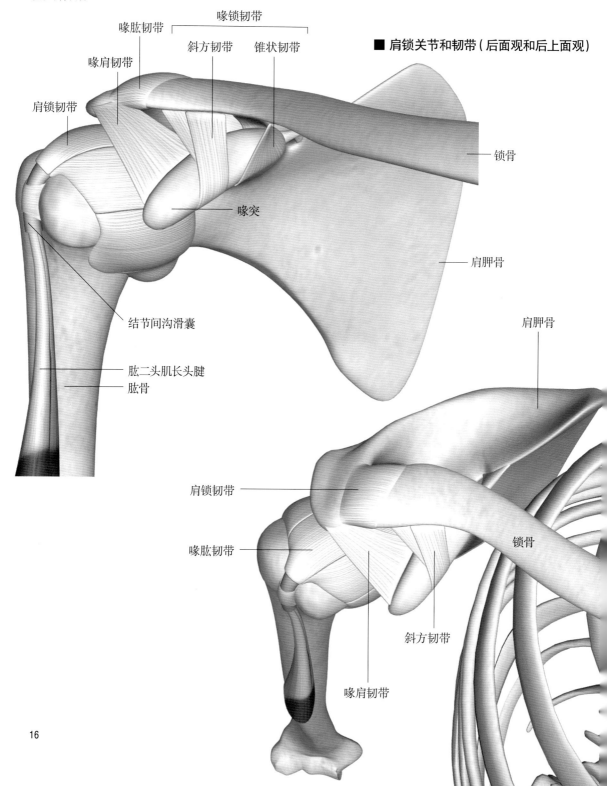

■ 肩锁关节和韧带（后面观和后上面观）

喙锁韧带
喙肱韧带
斜方韧带　锥状韧带
喙肩韧带
肩锁韧带
喙突
锁骨
肩胛骨
肩胛骨
结节间沟滑囊
肱二头肌长头腱
肱骨

肩锁韧带
喙肱韧带
锁骨
斜方韧带
喙肩韧带

第1章
肩的构造

第2章
与肩有关的肌肉

第3章
肩的运动

第4章
关于肩关节，必须要了解的事
肩部常见的困扰和不适

第5章
肩关节的类型和检查方法

第6章
不同类型肩关节的康复训练

第7章
肩关节功能改善训练

■ 肩锁关节和韧带（上面观）

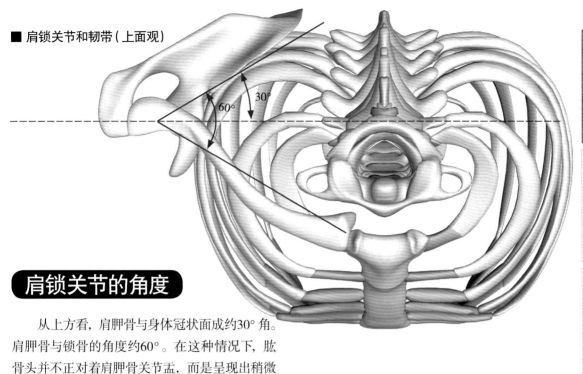

30°

60°

肩锁关节的角度

　　从上方看，肩胛骨与身体冠状面成约30°角。肩胛骨与锁骨的角度约60°。在这种情况下，肱骨头并不正对着肩胛骨关节盂，而是呈现出稍微朝向前方的状态。这样手臂更容易在身体的前方运动，也更适合配合视线运动。

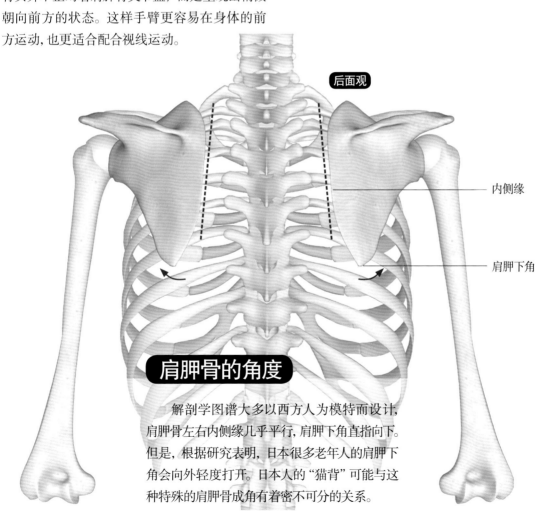

后面观

内侧缘

肩胛下角

肩胛骨的角度

　　解剖学图谱大多以西方人为模特而设计，肩胛骨左右内侧缘几乎平行，肩胛下角直指向下。但是，根据研究表明，日本很多老年人的肩胛下角会向外轻度打开。日本人的"猫背"可能与这种特殊的肩胛骨成角有着密不可分的关系。

胸锁关节

胸锁关节由锁骨和胸骨构成，也是上肢带唯一和躯干相连接的关节。它通过锁骨成为肩胛骨上下、前后移动的支点。胸锁关节存在关节盘，增加了两个关节面的适应性，使得它可以像球窝关节一样有较高的可动性。

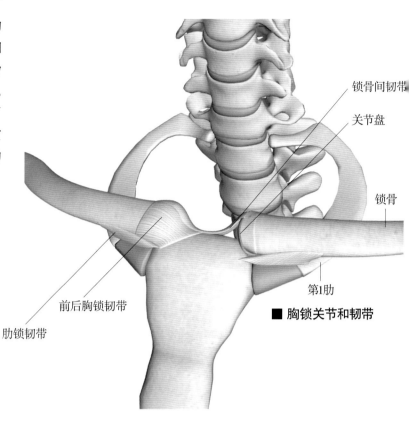

锁骨间韧带

关节盘

锁骨

第1肋

前后胸锁韧带

肋锁韧带

■ 胸锁关节和韧带

■ 盂肱关节和韧带

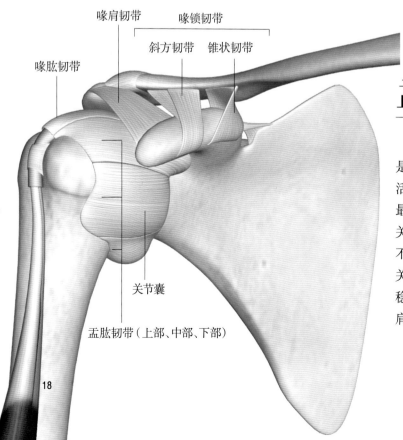

喙肩韧带

喙锁韧带

斜方韧带　锥状韧带

喙肱韧带

关节囊

盂肱韧带（上部、中部、下部）

盂肱关节

盂肱关节由肩胛骨与肱骨构成，是狭义的肩关节。它是可以全方向活动的球窝关节，也是身体中具有最大活动性的关节。对比同是球窝关节的髋关节，肩关节盂更浅，更不稳定。由于这种不稳定构造，肩关节很容易脱位。因为肩关节的不稳定性，所以存在关节唇、韧带和肩袖来稳定关节。

专栏 ④ 肱骨的两个角度

肱骨头轴
锁骨
肱骨头轴
颈干角
（135°~140°）
肩胛骨
肱骨
肱骨长轴

■ 肱骨颈干角

肱骨能够向上方大幅度活动得益于肱骨颈干角

肱骨长轴与肱骨头轴于内上方成135°~140°角。相比于肱骨头直向上方的结构，这种角度下肱骨可以有更大的向上活动。这个角度也被称为肱骨颈干角。

第2章
与肩有关的肌肉

第3章
肩的运动

第4章
肩部常见的困扰和不适
送肩关节给你一份关于了解的事

第5章
肩关节的类型和检查方法

第6章
不同类型肩关节的康复训练

第7章
肩关节功能改善训练

肱骨能够在身体前方轻松移动得益于肱骨后倾角

肱骨头关节面中部的肱骨头轴与肱骨下端内上髁和外上髁中部的连接线（髁间线）后方成20°~30°角。这个角度被称为肱骨后倾角，角度大小存在个人差异。

肱骨后倾角让我们的双手更容易并拢在身体中间，这意味着双手更容易工作。

背部的肩胛下窝朝向前外侧，面向肱骨头后内侧，形成肩关节。此时，肱骨长轴的位置在它与身体前后分割的前平面相交的地方。当肱骨在这个位置向前抬起时（肩关节屈曲运动），肩关节外旋肌（冈下肌和小圆肌）向松弛的方向运动，而内旋肌向被牵伸的方向运动（参照第2章、第3章）。同时，肩

关节外展肌也被缓慢牵伸。另外，此时作为双关节肌的肱二头肌，促使肩关节和肘关节进行屈曲活动。

当肱骨屈曲时，内旋肌收缩抵抗牵伸，所以肩关节变成内旋和屈曲状态，同时使肘关节外翻并屈曲。

这样的话，前臂容易向内回旋，双手更容易在胸前合拢，也就会更容易工作。

试想，如果人体不存在肱骨后倾角，我们的"肩关节"就不是现在意义上的"肩关节"了，双手做动作会比现在困难得多。

■ 肱骨后倾角

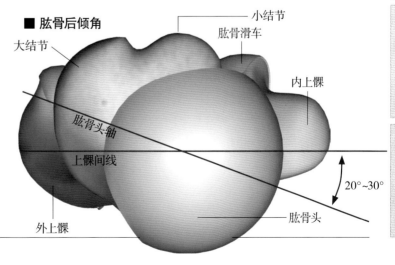

小结节
肱骨滑车
大结节
内上髁
肱骨头轴
上髁间线
20°~30°
外上髁
肱骨头

肩胛骨的进化
为了用手自由，肩胛骨出现变化

随着人类的进化，手臂的功能发生了变化，肩胛骨的形状和位置也不断地变化。

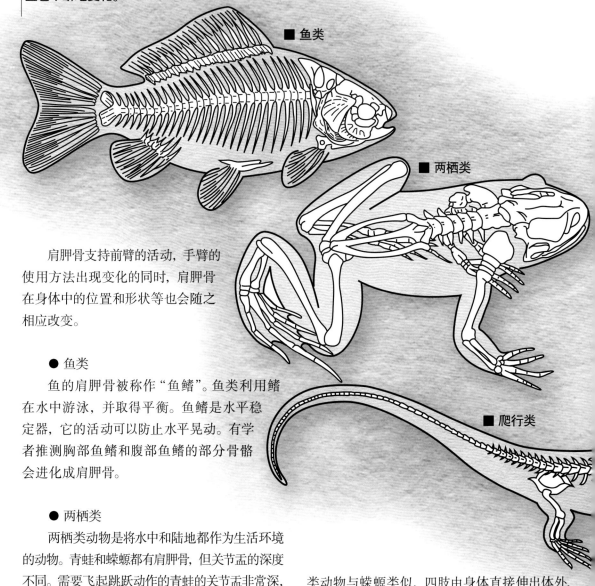

■ 鱼类

■ 两栖类

■ 爬行类

肩胛骨支持前臂的活动，手臂的使用方法出现变化的同时，肩胛骨在身体中的位置和形状等也会随之相应改变。

● 鱼类

鱼的肩胛骨被称作"鱼鳍"。鱼类利用鳍在水中游泳，并取得平衡。鱼鳍是水平稳定器，它的活动可以防止水平晃动。有学者推测胸部鱼鳍和腹部鱼鳍的部分骨骼会进化成肩胛骨。

● 两栖类

两栖类动物是将水中和陆地都作为生活环境的动物。青蛙和蝾螈都有肩胛骨，但关节盂的深度不同。需要飞起跳跃动作的青蛙的关节盂非常深，目的在于避免肱骨头脱位，而蝾螈为了在爬行中得到更大更广泛的肱骨活动范围，关节盂则比较浅。

● 爬行类

大多数爬行类动物都是用四肢在地面爬行，因此四肢的肌肉增加，肩胛骨也得以进化。爬行类动物与蝾螈类似，四肢由身体直接伸出体外，身体两侧肩胛骨的关节面也是向外的。蛇没有肩胛骨，而龟的肩胛骨在肋骨的内侧。

● 鸟类

由双足步行性恐龙类进化而来的鸟类，它们的上肢（手和上肢）向"翅膀"的方向进化。锁

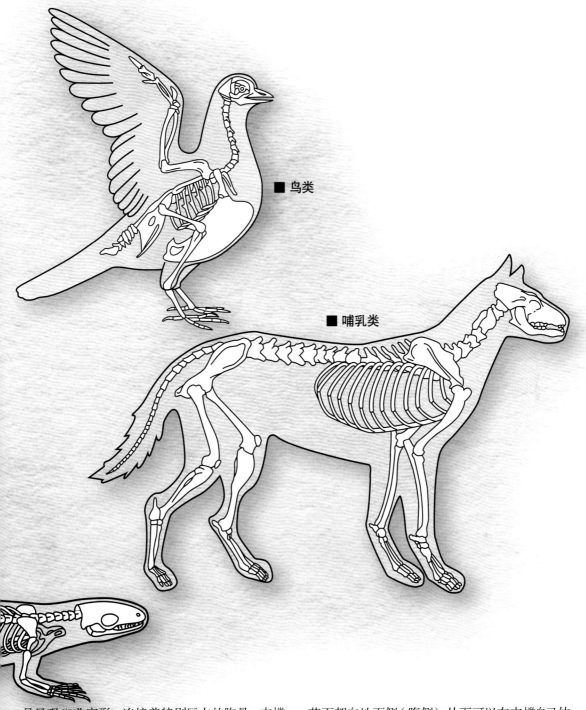

■ 鸟类

■ 哺乳类

第1章
肩的构造

第2章
与肩有关的肌肉

第3章
肩的运动

第4章
关于肩关节，必须要了解的事——肩部常见的困扰和不适

第5章
肩关节的类型和检查方法

第6章
不同类型肩关节的康复训练

第7章
肩关节功能改善训练

骨呈现"V"字形，连接着特别巨大的胸骨，支撑着肩胛骨。这些地方附着着被称为飞行肌的肌肉，让鸟类可以扇动自己的大翅膀。

● 哺乳类（四足动物）

与匍匐前进的爬行类动物不同，哺乳类动物仅靠自己的四肢来支持体重并进行移动。为了捕捉猎物需要快速地活动前后脚，这使得肩胛骨关节面朝向地面侧（腹侧），从而可以在支撑自己体重的同时，在前后方向活动前脚（上肢）。

● 人类

进化为双足步行的人类，在双足步行的同时上肢可以捕捉猎物，比四足动物能完成更高效的运动。上肢不再需要支撑体重，因此双臂进化为可以更自由地活动的样子，肩胛骨也更加靠近脊柱。

肩宽的性别差异

在人们的一般印象中，男性上半身呈倒三角、肩部宽阔，女性往往被认为身材纤细、肩部窄小，但男女的肩宽到底有多大的性别差异呢？

锁骨的长度是肩宽的决定要素之一，但是为了计算肩宽的性别差异，需要利用以下3种方法。

方法1是肩宽/腰宽的简单计算公式。而方法2和方法3需要用到更加准确的计算公式。方法2是被称为"androgyny score"的国外研究，方法3是被称为"j.a.score"的日本研究。但无论哪种方法都是基于肩宽和腰宽而得出的数据。由于男性的肩宽较宽且腰宽较细，因此无论利用哪种方法，结果都是男性的数值更高。

但是这3种公式现在已经几乎不再使用。原因是如果按照上述公式来分男女计算，会存在25%的误差。也就是说，我们虽然知道肩宽存在性别差异，但目前还没有办法给出一个准确的差异值。

肩宽的性别差异计算方法

方法1：肩宽÷腰宽×100。

这是肩宽/腰宽的简单计算方法，女性<130，男性>140。

方法2：androgyny score。

肩宽×3−腰宽=82，以82为界来看性别差异，女性<82，男性>82。

方法3：j.a.score。

肩宽×7−腰宽=227，以227为界来看性别差异，女性<227，男性>227。

肩宽的定义：左右两侧肩峰外侧缘，最外侧突出处的直线距离。

腰宽的定义：髂嵴的左右两侧点（髂骨翼最外侧突出的地方）的直线距离，又称骨盆宽度、髂嵴宽度。有时也用最小腹围（腰围）作为腰宽的衡量标准，但本书所采用的是第一种定义，也就是腰宽的骨骼定义。

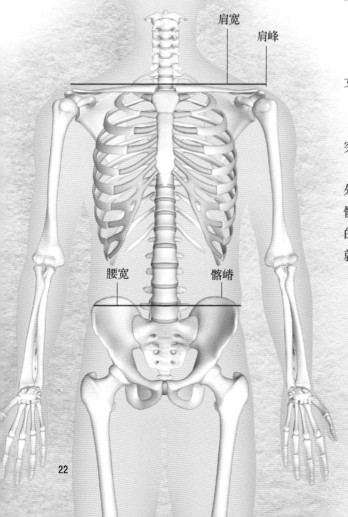

肩宽
肩峰
腰宽
髂嵴

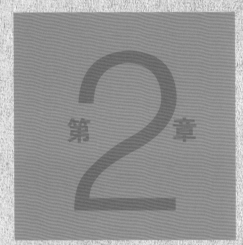

与肩有关的肌肉

本章所介绍的肌肉，为起点或止点在肱骨、锁骨或肩胛骨上的肌肉。

通过观察和学习肌肉的附着点，可以明确各个肌肉参与肩的何种运动。

附着在肩胛带上的肌肉

肩胛带的构成骨——锁骨和肩胛骨处附着的肌肉是以肩胛骨或锁骨为起点或止点的肌肉，它们支撑肩胛骨或锁骨，并参与肩胛带的运动。

这些肌肉除了包含斜方肌、锁骨下肌、菱形肌、肩胛提肌、前锯肌、胸小肌共6块肌肉外，还包括起始于肩胛骨或锁骨、参与头部活动的肩胛舌骨肌与胸锁乳突肌。

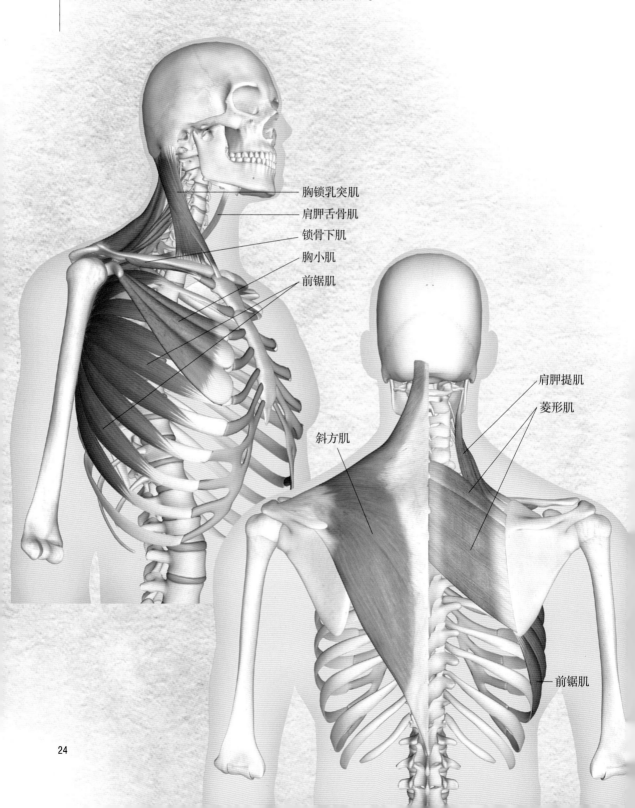

胸锁乳突肌

肩胛舌骨肌

锁骨下肌

胸小肌

前锯肌

肩胛提肌

菱形肌

斜方肌

前锯肌

斜方肌

止于肩胛骨的肌肉（脊柱→肩胛骨）

　　斜方肌是附着于肩胛骨最表层的大肌肉，分别从3个方向在肩胛骨附着。根据肌肉纤维的不同走行方向分为：上部、中部、下部。上部纤维上提肩胛骨，中部纤维向内牵拉肩胛骨，下部纤维下降肩胛骨。上、中、下三部分纤维同时收缩会使肩胛骨内收。

起点：枕骨上项线、枕骨粗隆、项韧带、第7颈椎及全部胸椎的棘突和棘上韧带

止点：肩胛骨的肩胛冈、肩峰上缘、锁骨外侧1/3

主要功能：上部纤维使肩胛骨和锁骨的肩峰端向内上方提。中部纤维使肩胛骨向内侧牵伸，靠近脊柱。下部纤维使肩胛骨的上部向内下方下降，同时使肩胛下角向外旋

支配神经：副神经（外支）和颈丛肌支C2~C4

血管：枕动脉、颈横动脉浅支、肩胛上动脉、肋间动脉、颈深动脉等

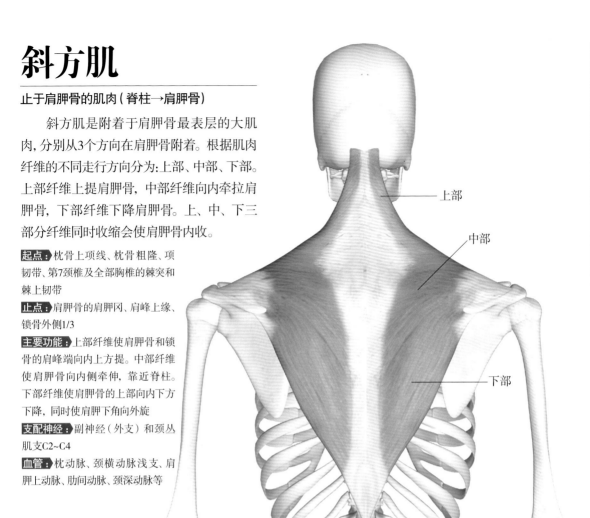

上部

中部

下部

第1章 肩的构造

第2章 与肩有关的肌肉

第3章 肩的运动

第4章 关于肩关节、肌肉等了物的困扰和不适

第5章 肩关节的类型和检查方法

第6章 不同类型肩关节的康复训练

第7章 肩关节功能改善训练

专栏　6

斜方肌（日本称僧帽肌）名称的由来

　　僧帽肌（trapezius）源自希腊文中的拉丁语单词"trapezium"（梯形）。日语叫作"僧帽肌"是因为整个肌肉的形状很像天主教会中修道士的头巾形状。据说，"卡布奇诺"还与卡布奇修士头巾的颜色（棕色）有关。

　　并且，腕骨中的大小多角骨的拉丁文为"trapezium"或"trapezoideum"。这俩单词原本的意思是梯形的骨，日语称为"菱形骨"。菱形的拉丁文是"rhombus"，也是菱形肌的意思，同时也有不负众望的含义。

道士的头巾

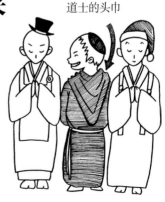

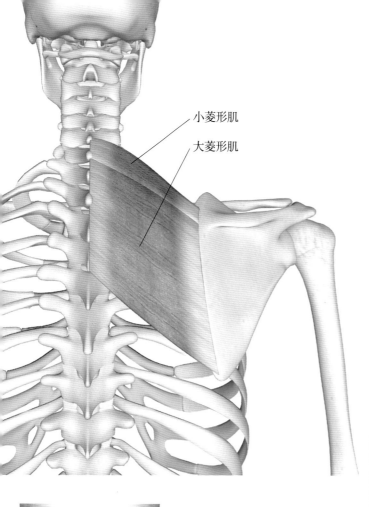

小菱形肌

大菱形肌

菱形肌

止于肩胛骨的肌肉（脊柱→肩胛骨）

　　菱形肌是由颈椎或胸椎开始，附着于肩胛骨的肌肉。与斜方肌一样，它也是靠近皮肤的背浅层肌群，但相对于斜方肌较深。

　　菱形肌分为大菱形肌和小菱形肌，但是两者的运动几乎是同步的。两块肌肉中间的血管将菱形肌分为大小菱形肌。对于肌肉间没有血管通过的人而言，这两块肌肉没有什么区别。

　　菱形肌、肩胛提肌和前锯肌是同一系列的肌肉，共同促使肩胛骨运动。猴子的菱形肌和肩胛提肌是一体的，人类因为需要更加精巧的上臂活动，因此两块肌肉处于分离状态。

大菱形肌

起点：第1~4（5）胸椎的棘突和棘上韧带

止点：肩胛骨内侧缘（肩胛冈的下方）

主要功能：将肩胛骨牵拉至内上方

支配神经：肩胛背神经C4~C6

血管：颈横动脉深支（肩胛下动脉）、肋间动脉

小菱形肌

起点：下部项韧带，第（5）6、7颈椎的棘突

止点：肩胛骨内侧缘（肩胛冈的高度）

主要功能：将肩胛骨牵拉至内上方

支配神经：肩胛背神经C4~C6

血管：颈横动脉深支（肩胛下动脉）、肋间动脉

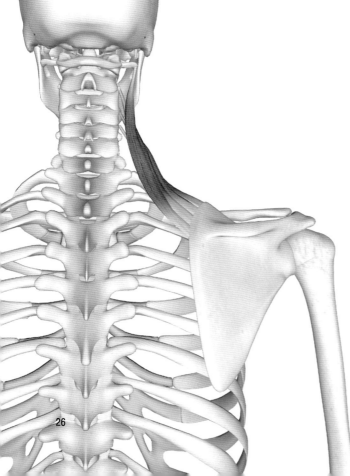

肩胛提肌

止于肩胛骨的肌肉（脊柱→肩胛骨）

　　肩胛提肌起于颈椎，止于肩胛骨，可将肩胛骨向内上方牵拉。当抬起肩膀、耸肩的时候，肩胛提肌就会发挥作用。

起点：第1~（3）4颈椎的横突

止点：肩胛上角和内侧缘上部

主要功能：将肩胛骨牵拉至内上方

支配神经：颈神经丛和肩胛背神经C2~C5

血管：颈横动脉、肋间动脉等

前锯肌

止于肩胛骨的肌肉（胸廓→肩胛骨）

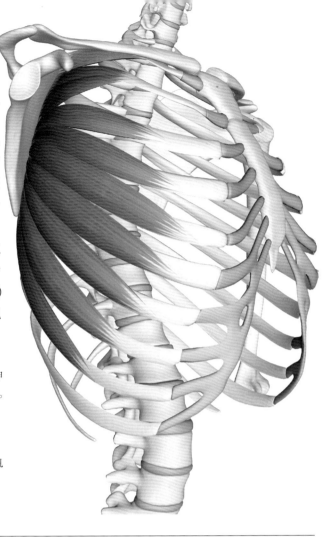

前锯肌是起于肋骨并连接肩胛骨的肌肉，它的形状呈锯齿状，故称为前锯肌。前锯肌覆盖于胸廓的侧面，从第1肋开始直至第10肋，它的作用是使肩胛骨往前伸，肋骨上提。

细致观察可以发现，前锯肌下2/3的肌束可以将肩胛下角牵伸，因此可以让肩胛骨外旋。这可以辅助肱骨上提（肩关节屈曲）和横向抬起（外展）。最上部（第1肋）的肌束可以将肩胛骨稍稍提起。

起点： 第1~8（9、10）肋外侧

止点： 第1、2肋及二者之间的腱弓起始的肌束止于肩胛上角。第2、3肋起始的部分肌束分散在肩胛骨内侧缘。第4肋以下起始的肌束止于肩胛下角

主要功能： 牵伸肩胛骨

支配神经： 胸长神经C5~C7（C8）

血管： 颈横动脉深支（肩胛下动脉）、胸肩峰动脉胸肌支、胸背动脉、胸外侧动脉等

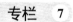 专栏 **7**

肩胛骨"浮起"

翼状肩

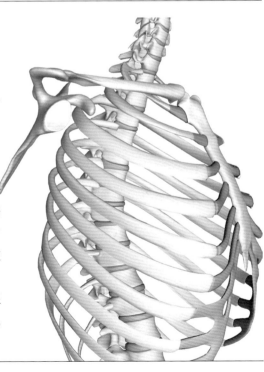

前锯肌是让肩胛骨贴于胸廓的肌肉。但是，当支配前锯肌的胸长神经，在其脊髓发出部位（第5~7颈椎水平，C5~C7）损伤之后，前锯肌完全不能活动，肩胛骨从胸廓浮起，形成翼状肩。

颈髓的一部分，如颈髓下部（C6~C8）损伤时，受第5、6颈神经（C5、C6）支配的前锯肌上部大部分都不受影响，受第6、7颈神经（C6、C7）支配的前锯肌下部会不能活动。这种情况下，当抬起手臂时，肩胛骨外旋向上，肩胛骨下部就不能再牢牢地贴合在胸廓上，就会大幅度浮起。

长时间使用沉重的背包或其他物品压迫颈部的根部，会导致下部颈神经卡压，肩胛骨下部会一过性上浮。

第1章 肩的构造

第2章 与肩有关的肌肉

第3章 肩的运动

第4章 关于肩关节你必要了解的事·肩部常见的困扰和不适

第5章 肩关节的类型和检查方法

第6章 不同类型肩关节的康复训练

第7章 肩关节功能改善训练

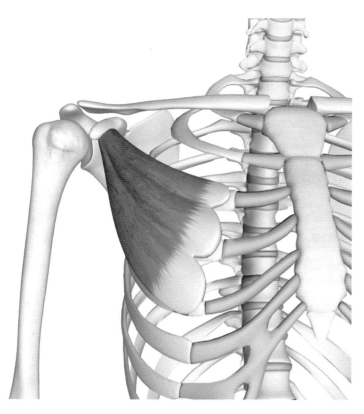

胸小肌

止于肩胛骨的肌肉（胸廓→肩胛骨）

　　胸小肌起于胸廓，止于肩胛骨，位于胸大肌的深部，在让肩胛骨向外下方移动的同时上提肋骨。

起点：第2（3）~5肋表面
止点：肩胛骨喙突
主要功能：肩胛骨向前下活动
支配神经：内侧和外侧胸肌神经C7、C8（T1）
血管：胸肩峰动脉、胸外侧动脉、胸最上动脉

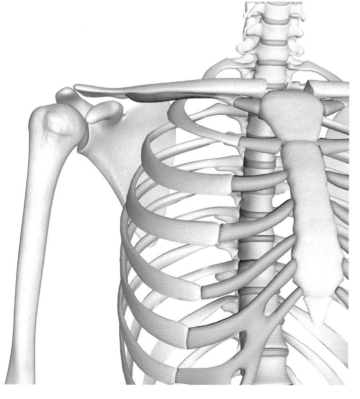

锁骨下肌

止于锁骨的肌肉（胸廓→锁骨）

　　锁骨下肌对于大多数人来说并不熟悉，但从字面意义上看，它位于锁骨下面和第1肋之间，它是支持锁骨运动的"幕后"肌肉，并协调胸锁关节的运动。

　　如果这块肌肉一直强烈收缩或失去弹性，锁骨的活动会受到限制，进而整个上肢的运动都会受到影响。

　　锁骨下神经是该肌肉的支配神经，支配膜性呼吸肌——膈肌的膈神经出于锁骨下神经，因此该神经与膈肌和呼吸运动也存在着密切联系。

起点：第1肋上面的胸骨端
止点：锁骨中部下面
主要功能：向下牵伸锁骨
支配神经：锁骨下肌神经C5（C6）
血管：胸肩峰动脉

肩胛舌骨肌

起自肩胛骨的肌肉（肩胛骨→舌骨）

　　肩胛舌骨肌是颈部肌肉。肩胛骨和舌骨之间的中间腱将其分为上腹和下腹两个部分，下侧的肌肉拱起，它的作用是将舌骨向后下方牵拉。

　　舌骨下肌群的主要作用是固定和支撑舌骨，在吞咽和说话时，让舌骨不与其他骨骼直接连接，即处于悬浮状态。但在头部运动时，舌骨下肌群与其他颈部肌肉配合，辅助胸锁乳突肌的运动并支撑头颈部。

　　肩胛舌骨肌本来不是肩关节的肌肉，是舌骨活动的肌肉之一。但是当舌骨固定时，其间接与其他颈部肌肉共同支持了肩胛骨的运动。

起点：肩胛骨上缘（下腹）
止点：舌骨体下缘外侧部（上腹）
主要功能：将舌骨拉至后下方
支配神经：颈神经陷窝支C1~C3（C4）
血管：颈外动脉和锁骨下动脉的分支

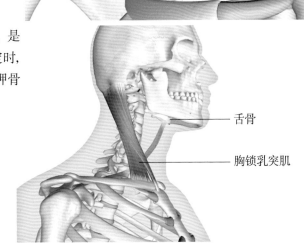

舌骨

舌骨

胸锁乳突肌

胸锁乳突肌

起自胸骨、锁骨的肌肉（锁骨→颅骨）

　　胸锁乳突肌是颈部肌肉，位于颈部左右两侧。胸锁乳突肌起自胸骨和锁骨，附着于颞骨和枕骨。当它一侧收缩时，头部向相反方向旋转的同时颈部向同侧侧屈，当左右两侧同时收缩时，头部前屈、后伸。胸骨与锁骨之间的间隙从皮肤上看（体表解剖学）呈现一个空洞，称为锁骨上窝。

起点：胸骨部起自胸骨柄的前面，锁骨部起自锁骨的胸骨端
止点：颞骨的乳突、枕骨的上项线外侧
主要功能：两侧同时收缩时，耸肩，前伸下巴；单侧收缩时，面部转向对侧；辅助吸气
支配神经：副神经外支，颈丛肌支C2、C3
血管：甲状腺上动脉、枕动脉等

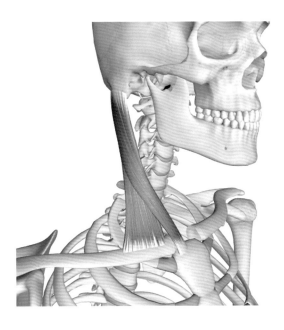

第1章 肩的构造
第2章 与肩有关的肌肉
第3章 肩的运动
第4章 关于肩关节，你需要了解的事 关于肩关节常见的困扰和不适
第5章 肩关节的类型和检查方法
第6章 不同类型肩关节的康复训练
第7章 肩关节功能改善训练

附着于上臂、前臂骨骼的肌肉

附着在上臂和前臂骨骼的肌肉，是指起于肩胛带、躯干和骨盆，止于肱骨、尺骨和桡骨的肌肉。这些肌肉支撑上肢，可以让手臂自由活动。

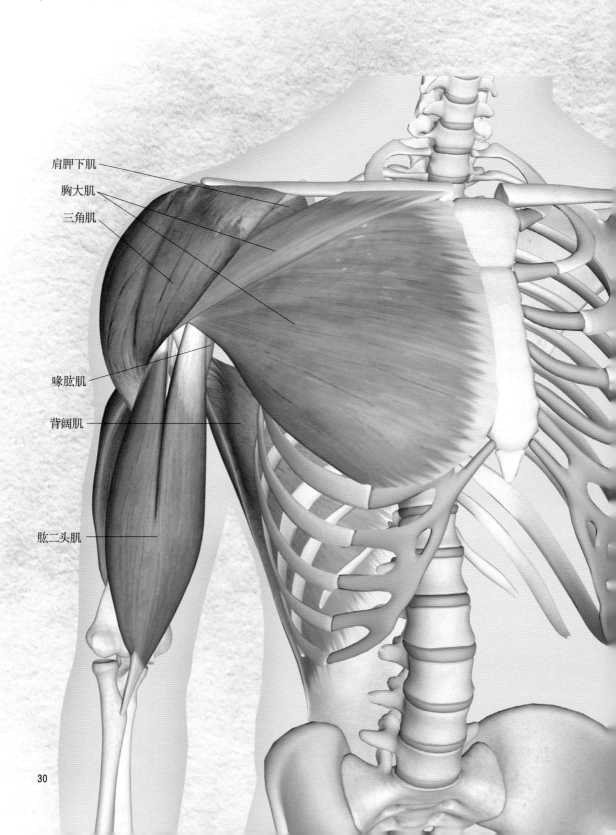

肩胛下肌

胸大肌

三角肌

喙肱肌

背阔肌

肱二头肌

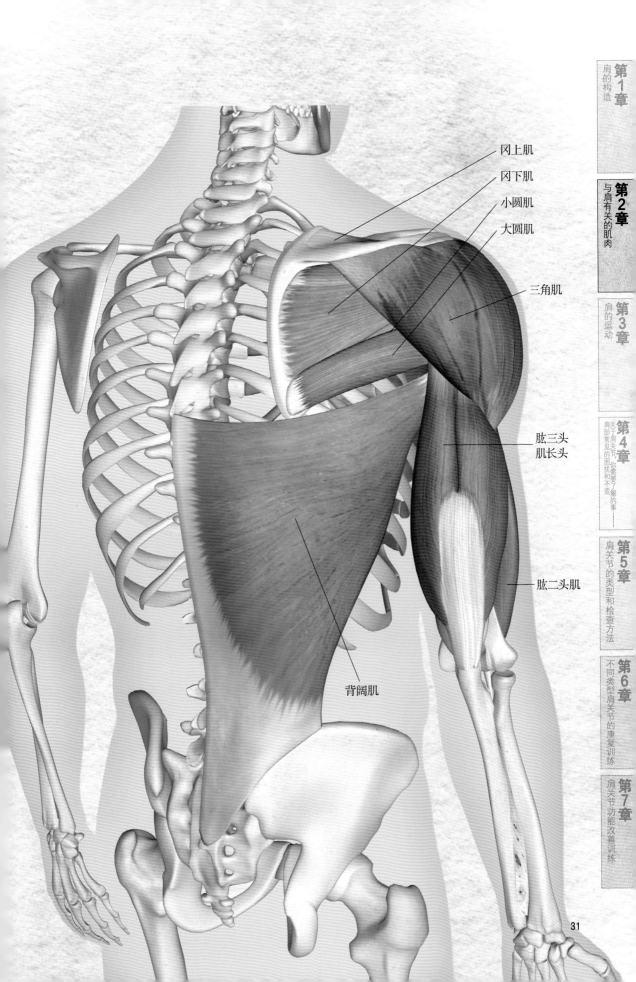

冈上肌

冈下肌

小圆肌

大圆肌

三角肌

肱三头
肌长头

肱二头肌

背阔肌

第1章
肩的构造

第2章
与肩有关的肌肉

第3章
肩的运动

第4章
关于肩关节，你需要了解的事——肩部常见的困扰和不适

第5章
肩关节的类型和检查方法

第6章
不同类型肩关节的康复训练

第7章
肩关节功能改善训练

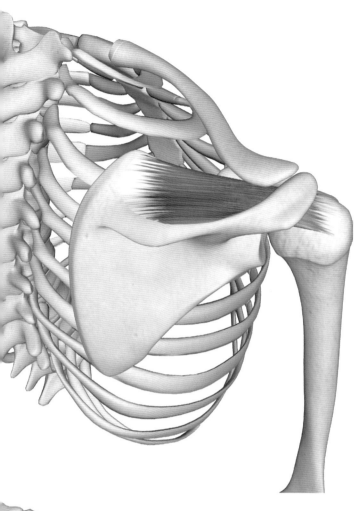

冈上肌

止于肱骨的肌肉（肩胛骨→肱骨）

冈上肌起于肩胛骨，止于肱骨，主要作用是将手臂向外侧抬起。由于冈上肌位于肩峰与肱骨头之间，它也是因上提（撞击）导致障碍的高发部位。

冈上肌与冈下肌、小圆肌、肩胛下肌共同构成肩袖。部分肌腱的终止位置有向大结节前方移位的情况（约25%），这种情况可能会影响肩关节的外旋功能。

起点：肩胛骨的冈上窝、冈上肌筋膜内侧
止点：肱骨大结节的上部、肩关节囊
主要功能：肩关节的外展
支配神经：肩胛上神经C5、C6
血管：颈横动脉浅支、颈横动脉深支（肩胛背动脉）、肩胛上动脉、肩胛回旋动脉

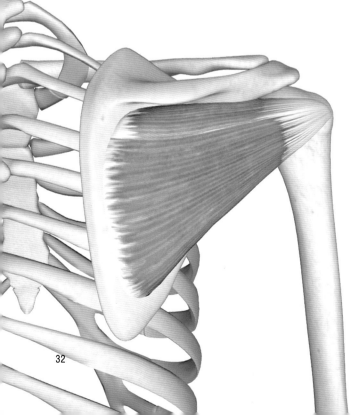

冈下肌

止于肱骨的肌肉（肩胛骨→肱骨）

冈下肌起于肩胛骨，止于肱骨，与冈上肌、小圆肌、肩胛下肌共同构成肩袖。

起点：肩胛骨的冈下窝、冈下肌筋膜内侧
止点：肱骨大结节中部
主要功能：肩关节外旋，上部纤维是外展，下部纤维是内收
支配神经：肩胛上神经C5、C6
血管：肩胛回旋动脉、肩胛上动脉

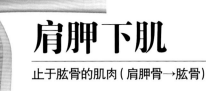

肩胛下肌

止于肱骨的肌肉（肩胛骨→肱骨）

肩胛下肌起于肩胛骨，止于肱骨，有时分为上下两块。肩胛下肌、大圆肌、背阔肌为一组肌肉，位置以及走行相同。

起点：肩胛骨肋骨侧（肩胛下窝）以及肩胛下筋膜内侧
止点：肱骨前小结节、小结节嵴上端内侧、肩关节囊
主要功能：肩胛骨的内旋
支配神经：肩胛下神经C5、C6
血管：肩胛回旋动脉（肩胛下动脉的分支）、肩胛上动脉

第1章 肩的构造

第2章 与肩有关的肌肉

第3章 肩的运动

第4章 关于肩关节、你能够了解的肩部常见的困扰和不适

第5章 肩关节的类型和检查方法

第6章 不同类型肩关节的康复训练

第7章 肩关节功能改善训练

小圆肌

止于肱骨的肌肉（肩胛骨→肱骨）

小圆肌起于肩胛骨，止于肱骨。虽然它与大圆肌位置接近，但走行过程中渐渐分开，由肱三头肌长头的后方开始向外侧走行。小圆肌有与冈下肌完全融合的情况。

起点：肩胛骨后面的外侧缘的上半部
止点：肱骨大结节的下部，大结节嵴的上端
主要功能：肩关节的外旋
支配神经：腋神经C5、C6
血管：肩胛回旋动脉（肩胛下动脉的分支）

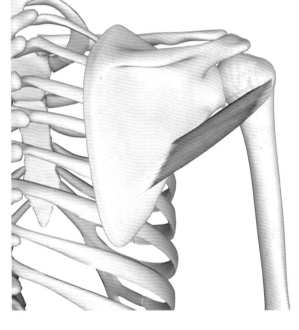

大圆肌

止于肱骨的肌肉（肩胛骨→肱骨）

大圆肌起于肩胛骨，止于肱骨，与小圆肌位置相近，随着肌肉走行，由肱三头肌长头的前方开始向外侧走行。

起点：肩胛下角、冈下肌筋膜的下部外侧
止点：肱骨小结节嵴
主要功能：肩关节的内收、内旋、伸展
支配神经：肩胛下神经C5、C6（C7）
血管：肩胛回旋动脉（与肩胛背动脉相吻合）

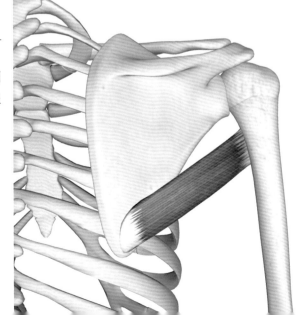

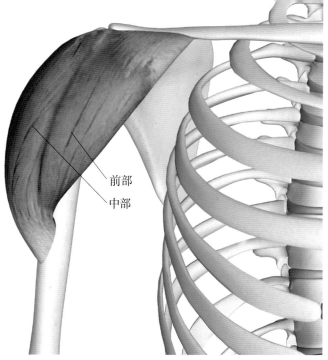

三角肌

止于肱骨的肌肉（肩胛骨、锁骨→肱骨）

　　三角肌起于肩胛骨和锁骨，附着于肱骨，较厚实，广泛覆盖肩关节，使肩部变得圆润。三角肌由前、中、后三部分纤维组成，整体向外下方走行，是上肢外展时的重要肌肉。

起点：肩胛冈、肩峰、锁骨的外侧1/3
止点：肱骨三角肌粗面
主要功能：肩关节的外展，前部纤维使肩关节屈曲，后部纤维使肩关节伸展
支配神经：腋神经C4（C5）~C6
血管：腋动脉（肩胛下动脉、胸肩峰动脉）、肱动脉（肱深动脉）等

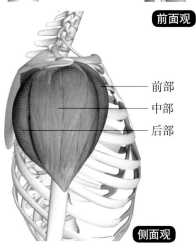

前面观

侧面观

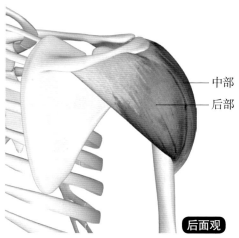

后面观

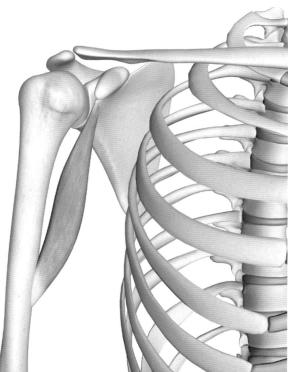

喙肱肌

止于肱骨的肌肉（肩胛骨→肱骨）

　　喙肱肌与肱二头肌短头一同起自肩胛骨，止于肱骨。因附着于肩胛骨的喙突，由此得名。

起点：喙突
止点：肱骨内侧面的中部（小结节嵴下方）
主要功能：肩关节屈曲、内收
支配神经：肌皮神经（C5）C6、C7
血管：肱动脉（前后肱骨回旋动脉）

肱二头肌

止于前臂的肌肉（肩胛骨→桡骨）

肱二头肌起于肩胛骨，经过肱骨，附着于前臂。它也是所谓的上臂肌肉，是人们熟知的肘关节屈曲时出现的"力量驼峰"。

正如"二头肌"的名字一样，肱二头肌的起始部分为长头和短头。它是跨过肩关节和肘关节的两个关节的双关节肌，主要作用为肘关节的屈曲和前臂旋后。

肱二头肌长头

止于肱骨的肌肉（肩胛骨→肱骨）

肱二头肌长头起于肩胛骨的盂上结节，以肱二头肌长头肌腱的形式通过关节囊内、肱骨结节间沟，止于桡骨粗面。一部分止于尺骨的前臂肌筋膜。

起点： 肩胛骨的盂上结节
止点： 桡骨粗面，一部分由肱二头肌腱鞘到前臂肌筋膜
主要功能： 肩关节的外展
支配神经： 腋神经（C4）C5、C6
血管： 肱动脉、腋动脉

肱二头肌短头

肱二头肌短头与喙肱肌一同起于肩胛骨喙突，与长头相融合，止于桡骨粗面。

起点： 肩胛骨的喙突
止点： 与肱二头肌长头融合止于相同位置
主要功能： 肩关节的内收
支配神经： 腋神经（C4）C5、C6
血管： 肱动脉、腋动脉

肱三头肌长头

止于前臂的肌肉（肩胛骨→尺骨）

肱三头肌长头起于肩胛骨，经过肱骨，止于尺骨。它是横跨肩关节和肘关节两个关节的双关节肌，起始分为长头、内侧头、外侧头三个头。在这之中，只有长头起于肩胛骨。

起点： 肩胛骨的盂下结节
止点： 尺骨的鹰嘴
主要功能： 肩关节伸展、肘关节伸展
支配神经： 桡神经（C6）C7、C8
血管： 肱深动脉、尺侧副动脉、后肱骨回旋动脉

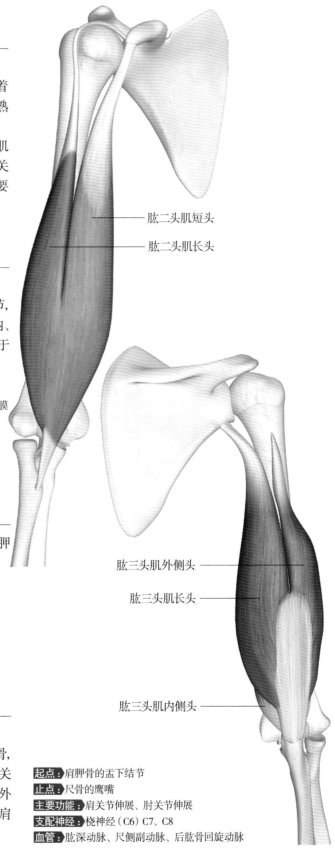

肱二头肌短头

肱二头肌长头

肱三头肌外侧头

肱三头肌长头

肱三头肌内侧头

第1章
肩的构造

第2章
与肩有关的肌肉

第3章
肩的运动

第4章
关于肩关节、肩部常见的困扰和不适

第5章
肩关节的类型和检查方法

第6章
不同类型肩关节的康复训练

第7章
肩关节功能改善训练

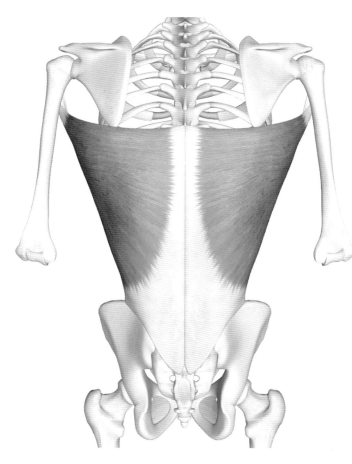

背阔肌

止于肱骨的肌肉（脊柱→肱骨）

　　背阔肌是背部的一块大肌肉，参与上臂的运动，起于骨盆（骶骨）至胸椎的广泛区域，轻掠过肩胛骨，止于肱骨。背阔肌是连接上肢和骨盆的肌肉，有将手臂向后收，将肩胛骨下拉的作用。

起点： 第6~8胸椎以下的棘突。腰背筋膜、髂骨翼、第（9）10~12肋以及肩胛下角

止点： 肱骨小结节嵴

主要功能： 肱骨内收，向后内方收

支配神经： 胸背神经（C6）C7、C8

血管： 胸背动脉（肩胛下动脉）

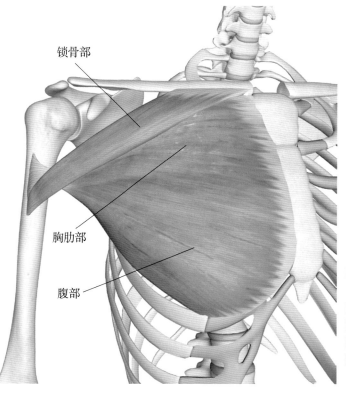

锁骨部

胸肋部

腹部

胸大肌

止于肱骨的肌肉（胸廓→肱骨）

　　胸大肌是起于胸廓、止于肱骨、在胸部前方呈扇形的大肌肉。起始部从上部分为锁骨部、胸肋部、腹部三个部分。负责肩关节的屈曲、内收、内旋等运动。

起点： 锁骨内侧1/2~2/3（锁骨部），胸骨前面和上位第5~7肋软骨（胸肋部），腹直肌鞘的前壁（腹部）

止点： 肱骨的大结节嵴

主要功能： 肱骨的内收、内旋

支配神经： 胸背神经（C5）C6~T1

血管： 胸肩峰动脉、胸最上动脉、胸外侧动脉、前肱骨回旋动脉等

其他肌肉：与肩关节运动以及姿势保持相关的肌肉

有些肌肉没有直接与肩胛带相连接，但是也与肩关节运动以及姿势保持相关，如脊柱周围的一些肌群，如椎前肌群、斜角肌群、背固有肌、枕下肌群。
这些肌肉通过支撑颈部来固定头部的位置，保持背部笔直，确保肩胛骨和肩关节的活动性。

第1章
肩的构造

第2章
与肩有关的肌肉

第3章
肩的运动

第4章
关于肩关节、必要要了解的肩部常见的困扰和不适——

第5章
肩关节的类型和检查方法

第6章
不同类型肩关节的康复训练

第7章
肩关节功能改善训练

椎前肌群

    椎前肌群位于颈椎前面，与肩关节运动以及姿势保持相关。

    从体表到最深部，椎前肌群由颈长肌、头长肌、头前直肌、外头侧直肌共4块肌肉组成。

    通过支撑颈部的骨骼，椎前肌群使头部的位置得到固定。

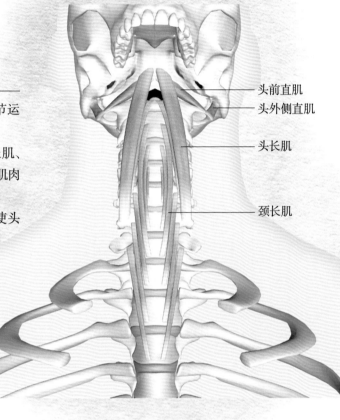

头前直肌
头外侧直肌

头长肌

颈长肌

颈长肌

    颈长肌沿着颈椎走行，位于颈椎前方。分为上斜部、垂直部、下斜部三个部分，有使颈部前屈的作用。

起点： 垂直部起于第5颈椎~第3胸椎体，上斜部起于第（2）3~5（6）颈椎的横突，下斜部起于第1~3胸椎椎体

止点： 垂直部止于第2~4颈椎椎体，上斜部止于寰椎前结节，下斜部止于第5~7颈椎的横突

主要功能： 两侧收缩会使颈椎向前方屈曲；单侧收缩使颈椎向同侧侧屈

支配神经： 颈神经前支C2~C6

血管： 甲状腺下动脉、咽升动脉、椎动脉肌支

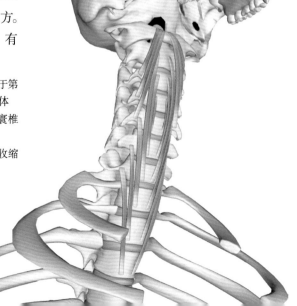

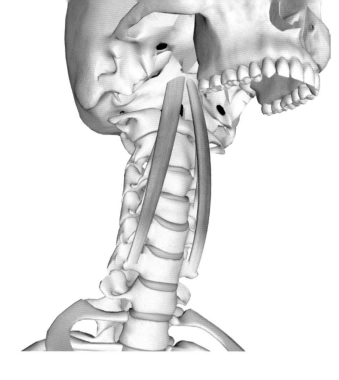

头长肌

　　头长肌位于颈部，使颈椎和头后部正中间相连，作用是使头部向前方屈曲。

起点：第3~6颈椎横突前结节

止点：枕骨底部下面

主要功能：两侧同时收缩使头部向前方屈曲；单侧收缩使头部向同侧侧屈

支配神经：颈神经前支C1~（C4）C5

血管：甲状腺下动脉、咽升动脉、椎动脉的肌支

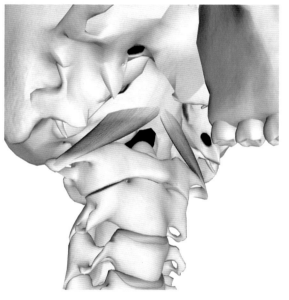

头前直肌

　　头前直肌位于颈部，将寰椎与枕骨通过短的小肌肉相连接，被头长肌覆盖。

起点：寰椎侧块的前方，横突

止点：枕骨大孔的前方

主要功能：两侧同时收缩使头部向前方屈曲；单侧收缩使头部向同侧侧屈

支配神经：颈神经前支C1（C2）

血管：甲状腺下动脉、咽升动脉、椎动脉

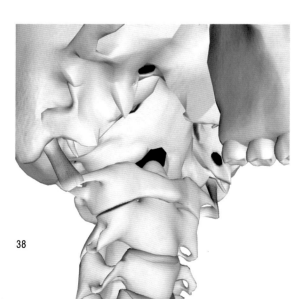

头外侧直肌

　　头外侧直肌位于颈部，将枢椎与枕骨通过短的小肌肉相连接。两侧收缩时，头部抬起向外侧屈。

起点：寰椎横突

止点：枕骨的颈静脉突起的下方、枕骨的外侧部

主要功能：头部向同侧侧屈

支配神经：颈神经前支C1（C2）

血管：椎动脉肌支

斜角肌群

　　斜角肌群起于颈部、止于肋骨，是位于胸锁乳突肌深部的细长肌肉，分为前斜角肌、中斜角肌、后斜角肌3个部分。作为日本人中多见的突变肌肉，有部分人（37%的出现率）可能出现最小斜角肌。

前斜角肌

　　前斜角肌位于颈部，起于颈椎的横突，向肋骨延伸，有将第1肋上提的作用。

起点： 第3~（6）7颈椎的横突前结节
止点： 第1肋的前斜角肌结节（Lisfranc结节）
主要功能： 将肋骨上提使胸廓扩张（吸气）
支配神经： 颈神经前支（C4）C5~C6（C7）
血管： 甲状颈干（甲状腺下动脉、颈升动脉、颈横动脉、肩胛上动脉）

最小斜角肌

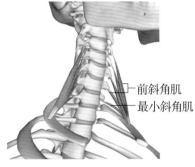

— 前斜角肌
— 最小斜角肌

起点： 第6（7）颈椎的横突
止点： 第1肋的外侧面、胸膜顶
主要功能： 使胸膜顶紧张
支配神经： 颈神经前支C8
血管： 与前斜角肌相同

中斜角肌

　　中斜角肌位于颈部，沿着前斜角肌起于颈椎的横突向肋骨延伸，有将第1肋上提的作用。

起点： 第2~7颈椎横突后结节
止点： 第1肋的锁骨下动脉沟后方（有时止于第2、3肋）
主要功能： 将第1肋上提使胸廓扩张（吸气）
支配神经： 颈神经前支C2（C3）~C8
血管： 与前斜角肌相同

后斜角肌

　　后斜角肌位于颈部，起于颈椎的横突向肋骨延伸。与前斜角肌、中斜角肌相平行，于它们的后方走行。有将第2肋上提的作用。

起点： 第（4）5、6颈椎的横突后结节
止点： 第2肋的外侧面
主要功能： 将第2肋上提使胸廓扩张（吸气）
支配神经： 颈神经前支（C6）C7、C8
血管： 与前斜角肌相同

第1章 肩的构造

第2章 与肩有关的肌肉

第3章 肩的运动

第4章 关于肩关节，以及肩部常见的困扰和不适的事

第5章 肩关节的类型和检查方法

第6章 不同类型肩关节的康复训练

第7章 肩关节功能改善训练

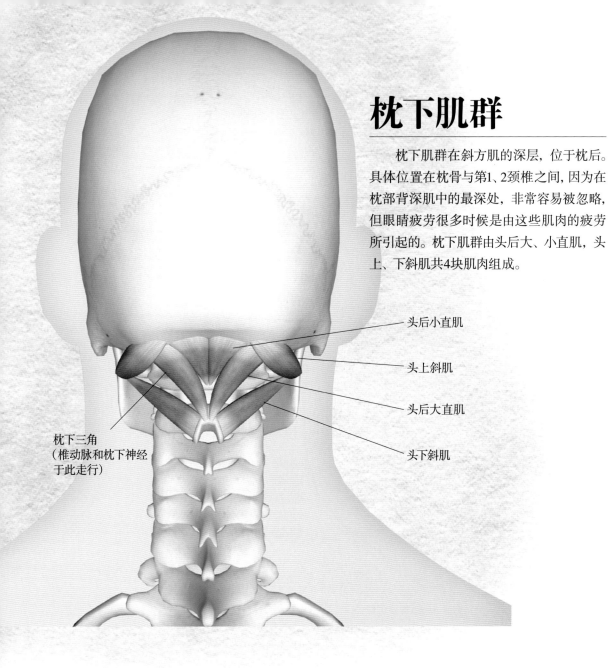

枕下肌群

　　枕下肌群在斜方肌的深层，位于枕后。具体位置在枕骨与第1、2颈椎之间，因为在枕部背深肌中的最深处，非常容易被忽略，但眼睛疲劳很多时候是由这些肌肉的疲劳所引起的。枕下肌群由头后大、小直肌，头上、下斜肌共4块肌肉组成。

头后小直肌

头上斜肌

头后大直肌

头下斜肌

枕下三角
（椎动脉和枕下神经于此走行）

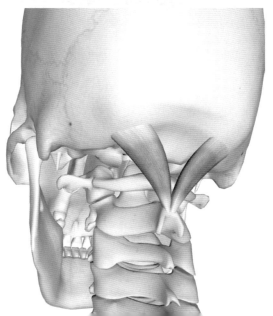

头后大直肌

　　头后大直肌位于背部，将枢椎（C2）与枕骨相连接，可以使头部后伸、侧屈及旋转。

起点：枢椎的棘突
止点：枕骨的下项线中央1/3
主要功能：主要是将头部向后方牵拉保持直立位；单侧收缩使头部向同侧侧屈，且向同侧旋转
支配神经：枕下神经的内侧支C1
血管：枕动脉、椎动脉、颈深动脉的分支等

头后小直肌

　　头后小直肌位于背部，将寰椎与枕部相连接，可以使头部后伸、侧屈、旋转。

起点：寰椎的后结节

止点：枕骨的下项线内侧1/3

主要功能：主要是将头部向后方牵拉保持直立位；单侧收缩使头部向同侧侧屈

支配神经：枕下神经的内侧支C1

血管：枕动脉、椎动脉、颈深动脉的分支等

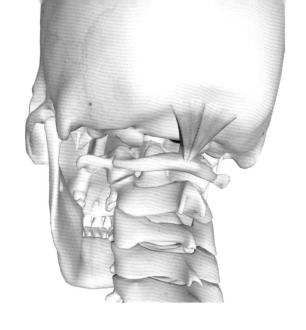

头上斜肌

　　头上斜肌位于背部，将寰椎与枕骨相连接，可以使头部后伸、侧屈、旋转。

起点：寰椎的横突前方

止点：枕骨的下项线外侧部的外上方

主要功能：主要是将头部向后方牵拉保持直立位；单侧收缩使头部向同侧侧屈

支配神经：枕下神经的外侧支C1

血管：枕动脉、椎动脉、颈深动脉的分支等

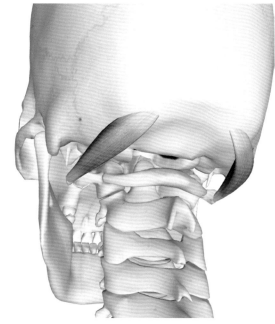

头下斜肌

　　头下斜肌位于背部，将寰椎与枢椎相连接，可以使头部后倾、侧屈、旋转。

起点：枢椎的棘突

止点：寰椎的横突后部

主要功能：主要是将头部向后方牵拉保持直立位；单侧收缩使头部向同侧屈曲，且向同侧旋转

支配神经：颈神经后支的内侧支C1、C2

血管：枕动脉、椎动脉、颈深动脉的分支等

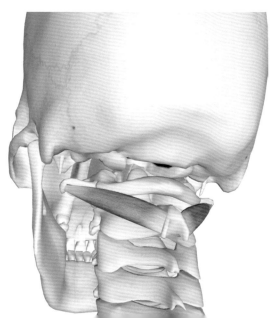

第1章
肩的构造

第2章
与肩有关的肌肉

第3章
肩的运动

第4章
关于肩关节，你想医学了解的事——肩部常见的困扰和不适

第5章
肩关节的类型和检查方法

第6章
不同类型肩关节的康复训练

第7章
肩关节功能改善训练

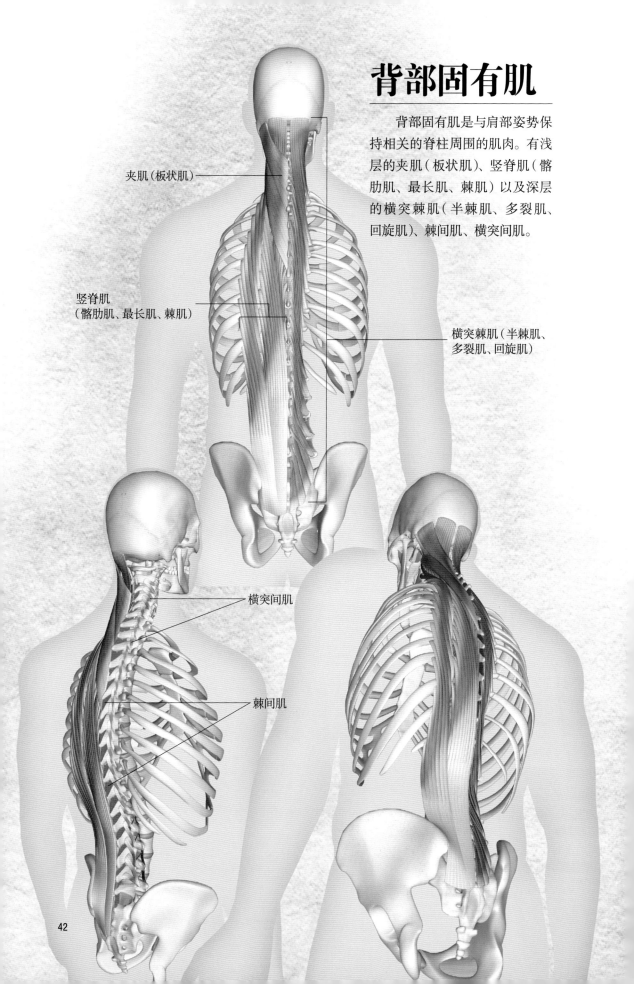

背部固有肌

　　背部固有肌是与肩部姿势保持相关的脊柱周围的肌肉。有浅层的夹肌（板状肌）、竖脊肌（髂肋肌、最长肌、棘肌）以及深层的横突棘肌（半棘肌、多裂肌、回旋肌）、棘间肌、横突间肌。

夹肌（板状肌）

竖脊肌
（髂肋肌、最长肌、棘肌）

横突棘肌（半棘肌、多裂肌、回旋肌）

横突间肌

棘间肌

夹肌（头、颈）

　　夹肌位于颈部后方的深层，分为头夹肌和颈夹肌两部分。起自颈椎以及胸椎的棘突，最终附着在颞骨、枕骨和颈椎上，是与紧张性头痛相关的肌肉之一。

起点：头夹肌起自项韧带，第3颈椎~第3胸椎的棘突；颈夹肌起自第3~6胸椎的棘突

止点：头夹肌止于乳突和上项线外侧；颈夹肌止于第1~3颈椎的横突后结节

主要功能：单侧收缩时，头和颈向同侧旋转，且向同侧侧屈；两侧同时收缩时，头和颈后伸

支配神经：脊神经后支的外侧支C1~C5

血管：枕动脉降支的肌支、颈横动脉的浅支

头夹肌

颈夹肌

髂肋肌（腰、胸、颈）

　　髂肋肌是竖脊肌中位于最外侧的肌肉。髂肋肌分为腰髂肋肌、胸髂肋肌、颈髂肋肌三部分肌肉。

起点：髂骨翼以及骶骨后面，第3（4）~12肋的肋骨角上缘

止点：第1~12肋的肋骨角以及第7~4（3）颈椎的横突后结节

主要功能：两侧同时收缩时，脊柱向后屈曲，向下方牵拉肋骨；单侧收缩时，身体向同侧屈曲

支配神经：脊神经后支的外侧支C8~L1

血管：肋间动脉、肋下动脉和腰动脉的后支

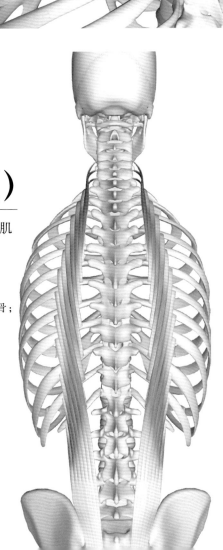

第1章　肩的构造

第2章　与肩有关的肌肉

第3章　肩的运动

第4章　关于肩关节，你需要了解的事——肩部常见的困扰和不适

第5章　肩关节的类型和检查方法

第6章　不同类型肩关节的康复训练

第7章　肩关节功能改善训练

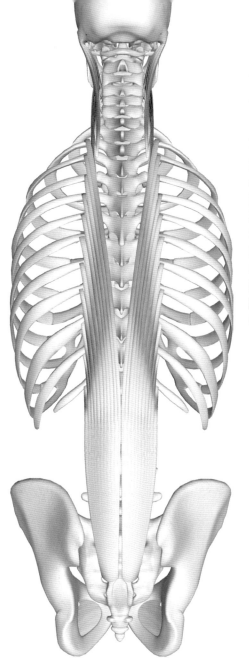

最长肌（胸、颈、头）

最长肌是竖脊肌中位于中间位置的肌肉，又分为胸最长肌、颈最长肌、头最长肌三块肌肉。

起点：胸最长肌起自髂骨翼、骶骨以及腰椎的棘突。颈最长肌和头最长肌起自胸椎的横突或颈椎的关节突（第6胸椎~第5颈椎）

止点：胸最长肌止于全腰椎的肋突、第3~5肋以下的肋骨（外侧肌腱列）、全腰椎的副突起和全胸椎的横突起；颈最长肌止于第2~6颈椎的横突后结节；头最长肌止于颞骨的乳突

主要功能：两侧同时收缩时，脊柱后伸，将肋骨向下方牵拉。单侧收缩时，身体向同侧屈曲

支配神经：脊神经后支的外侧支C1~L5

血管：外侧骶骨动脉、肋间动脉、肋下动脉、腰动脉、枕动脉、椎动脉、颈深动脉的分支等

棘肌

棘肌是竖脊肌中位于最内侧位置的肌肉。虽然分为头棘肌、颈棘肌和胸棘肌三部分肌肉，但颈棘肌、头棘肌被认为是独立的。

起点：第2腰椎~第12、11胸椎的棘突

止点：第8、9~第3、2、1胸椎棘突

主要功能：两侧同时收缩时，身体后伸；单侧收缩时，身体向同侧屈曲

支配神经：脊神经后支的内侧支C2~T10

血管：肋间动脉、肋颈动脉的颈深支

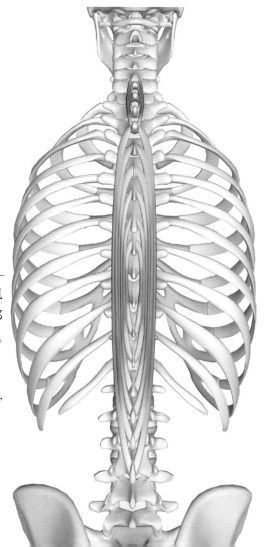

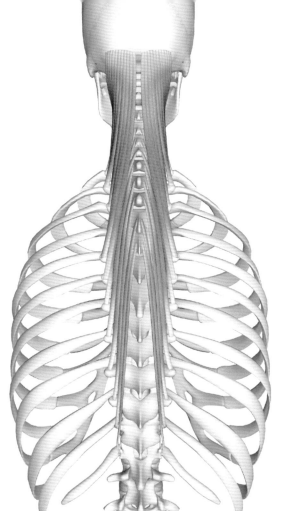

半棘肌（头、颈、胸）

半棘肌是横突棘肌群之中，位于最上侧位置的肌肉。半棘肌又分为颈半棘肌、头半棘肌、胸半棘肌。

起点：头半棘肌起自第8胸椎~第3颈椎的横突；颈和胸半棘肌起自第12~1（2）胸椎的横突

止点：头半棘肌止于枕骨的上、下项线之间；颈和胸半棘肌止于第4胸椎~第2颈椎的棘突

主要功能：两侧同时收缩时，头和脊柱后伸；单侧收缩时，脊柱向同侧旋转

支配神经：脊神经后支的内侧支（外侧支）C1~T7

血管：肋间后动脉的肌支、枕动脉降支、颈深动脉

多裂肌

多裂肌位于脊柱深层，分为腰、胸和颈部三部分。其中，腰部多裂肌最为发达。

起点：骶骨背面、腰椎的乳突、胸椎的横突以及下位4个颈椎关节突

止点：1个以上的上位椎体棘突（腰部至颈部）

主要功能：两侧同时收缩引起脊柱伸展；单侧收缩时，脊柱同侧侧屈以及对侧旋转；骨盆的伸展和侧方移动

支配神经：脊神经后支C3~S3

血管：肋间后动脉和腰动脉的内侧支，颈深动脉等

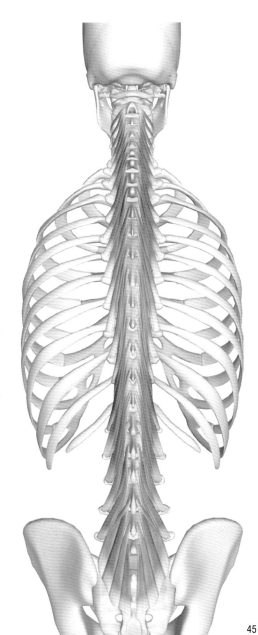

第1章 肩的构造

第2章 与肩有关的肌肉

第3章 肩的运动

第4章 关于肩关节，你需要了解的事——肩部常见的困扰和不适

第5章 肩关节的类型和检查方法

第6章 不同类型肩关节的康复训练

第7章 肩关节功能改善训练

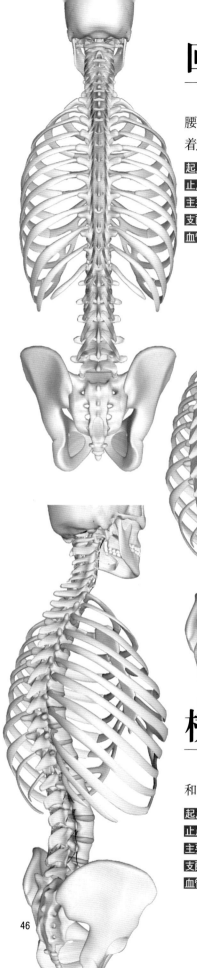

回旋肌

回旋肌是横突棘肌中最深层的肌肉，位于多裂肌的深层。分为腰、胸和颈部三部分，胸部回旋肌最为发达。这些回旋肌根据附着点不同还细分为长回旋肌和短回旋肌。对脊柱的旋转起辅助作用。

起点： 腰椎的乳突、胸椎横突、颈椎关节突
止点： 上位椎骨的棘突
主要功能： 辅助脊柱旋转
支配神经： 颈、胸、腰神经的后支C3~S3
血管： 肋间后动脉和腰动脉的内侧支，颈深动脉

棘间肌

棘间肌是连接相邻棘突间的短肌。作用是使脊柱伸展，但胸椎部分不怎么发达。

起点： 棘突
止点： 上位椎骨的棘突，第2颈椎为止
主要功能： 辅助脊柱的背伸
支配神经： 脊神经后支
血管： 肋间动脉背支和腰动脉的肌支、颈深动脉

横突间肌

从胚胎学的角度讲，被包括在背固有肌的横突间肌肌束和被包括在躯干腹外侧的横突间肌肌束是混在一起的。

起点： 所有椎体的横突或肋突
止点： 上位椎体横突或是肋突，第2颈椎为止
主要功能： 辅助脊柱侧屈
支配神经： 背固有肌系统为脊神经后支，躯干腹外侧肌肉系统为脊神经前支
血管： 肋间动脉背支和腰动脉的肌支，颈深动脉

其他肌肉：支撑颈前部的肌肉

有些肌肉没有附着于骨骼上，而是仅靠韧带与肩胛带相连接。
它们是起自颈部附着于胸廓的舌骨下肌群。

舌骨下肌群

舌骨下肌群被认为处于腮演变的位置，与肩胛骨相连接。舌骨下肌群分为胸骨舌骨肌、肩胛舌骨肌、胸骨甲状肌和甲状舌骨肌。这些肌肉不附着于骨骼上，而是仅靠韧带与肩胛带连接，负责开口、闭口以及吞咽的运动。

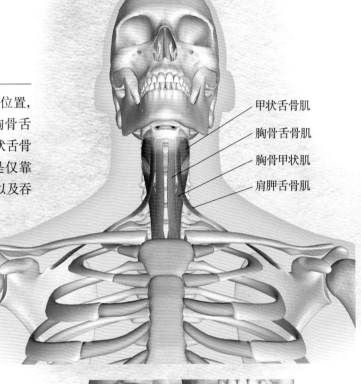

甲状舌骨肌
胸骨舌骨肌
胸骨甲状肌
肩胛舌骨肌

胸骨舌骨肌

胸骨舌骨肌位于颈部，起自舌骨体下缘，在颈部正中部上下走行。有将舌骨向下方牵起的作用。

起点： 胸骨柄、胸锁关节囊、锁骨内侧端的后面（第1肋软骨）
止点： 舌骨体下缘内侧半
主要功能： 将舌骨向下牵拉
支配神经： 颈袢上根C1、C2
血管： 颈升动脉的分支

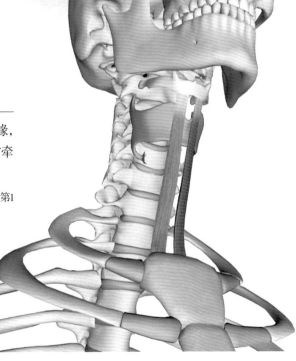

第1章
肩的构造

第2章
与肩有关的肌肉

第3章
肩的运动

第4章
关于肩关节，你需要知道更多了解的事——肩部常见的困扰和不适

第5章
肩关节的类型和检查方法

第6章
不同类型肩关节的康复训练

第7章
肩关节功能改善训练

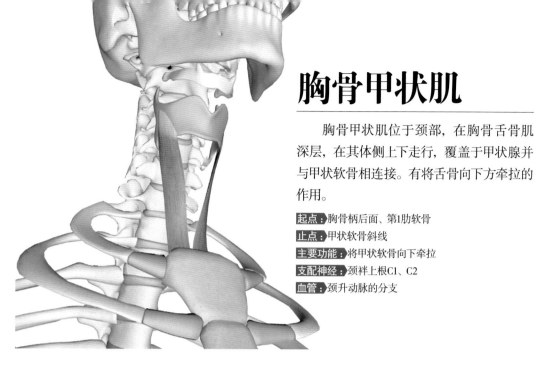

胸骨甲状肌

  胸骨甲状肌位于颈部，在胸骨舌骨肌深层，在其体侧上下走行，覆盖于甲状腺并与甲状软骨相连接。有将舌骨向下方牵拉的作用。

起点：胸骨柄后面、第1肋软骨
止点：甲状软骨斜线
主要功能：将甲状软骨向下牵拉
支配神经：颈袢上根C1、C2
血管：颈升动脉的分支

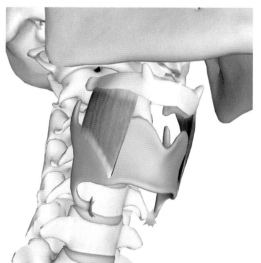

甲状舌骨肌

  甲状舌骨肌位于颈部，在胸骨舌骨肌外侧，与胸骨舌骨肌平行上下走行，连接舌骨。有将舌骨向下方牵拉的作用。

起点：甲状软骨斜线
止点：舌骨体和舌骨大角的后面
主要功能：将舌骨向下牵拉
支配神经：与舌下神经相伴而行的颈神经C1
血管：颈升动脉的分支

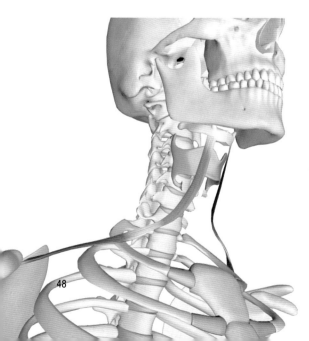

肩胛舌骨肌

见第29页。

其他肌肉：支撑胸廓的肌肉

支撑胸廓，与肋骨运动相关的肌肉，在这里我们列举了上后锯肌和下后锯肌。肩胛骨的顺畅运动也与灵活的肋骨运动密切相关。

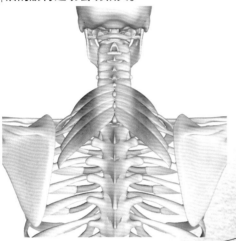

上后锯肌

　　上后锯肌位于菱形肌深层位置，起自颈椎以及胸椎的棘突，向外下方走行，附着于肋骨上，有将肋骨上提的作用。肩关节僵硬若波及此肌肉，将很难改善。

起点： 第4（5）颈椎到第1（2）胸椎的棘突和项韧带
止点： 第2~5肋的肋骨角和其外侧
主要功能： 上提第2~5肋（辅助吸气）
支配神经： 肋间神经（C8）、T1~T4
血管： 肋间动脉的分支

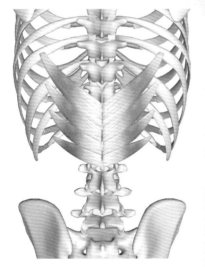

下后锯肌

　　下后锯肌位于背阔肌的深层，非常薄。起自胸椎以及腰椎的棘突，向外上方走行，最终附着于肋骨上。有将肋骨向内下方牵拉的作用。

起点： 第11胸椎~第2腰椎的棘突
止点： 第9~（11）12肋的外侧部下缘
主要功能： 下拉第9~12肋（辅助呼气）
支配神经： 肋间神经T9~T11（T12）
血管： 肋间动脉的分支

第1章 肩的构造

第2章 与肩有关的肌肉

第3章 肩的运动

第4章 关于肩关节，你需要了解的事——肩部常见的困扰和不适

第5章 肩关节的类型和检查方法

第6章 不同类型肩关节的康复训练

第7章 肩关节功能改善训练

关于筋膜的概念

对于"筋膜",一般有"包裹肌肉使之成束"的印象。

筋膜(fascia)在拉丁语中有"带子"的意思。英语中的带子为"Band",没有"肌肉"的内涵。但带子有很细的,也有很宽的,具有各种尺寸。甚至它的含义再扩大时还包括了膜的概念(广而薄的膜)。

筋膜(fascia)的作用是将器官和组织束在一起,为血管和神经提供通路,并保护其内容物。由于被筋膜包裹起来的大部分为"肌肉",日文名称(日本官方解剖学术语)也不知不觉地将筋膜与肌肉联系在了一起。

因此,混淆情况就时有发生。比如,与肌肉毫无相关的包裹内脏的fascia,其中一种被称为renal fascia,日本称为肾筋膜,指的是肾脏最外层的被膜部分,这里并不存在骨骼肌。包裹肾脏的被膜中明明没有肌肉,但为什么被称为筋膜呢?这虽然是一个经常被提及的问题,但是本身fascia包裹的组织就不限于肌肉。而在没有提出疑问的学生中,可能有人认为在肾筋膜内有平滑肌存在,有这样先入为主的想法的人并不在少数。因此fascia是一个非常难解释,很容易使人误解的名称。

与fascia相关的日本名称以及英文名称导致的混淆,还有其他的表现形式。将fascia概念直译过来的书也很常见,特别是"浅筋膜"这个概念在日本以及欧美有很大的差异,在阅读翻译书籍时要多注意。

为了方便参考,笔者试着进行了总结。

英文	英文直译	别名	所在位置	日本名称
Superficial fascia	浅筋膜	Subcutaneous fascia	皮下组织	与筋膜概念无关
Deep fascia	深筋膜	Muscle fascia	肌群/肌肉	浅筋膜(包裹肌群) 深筋膜(包裹单个肌肉)
Visceral fascia	脏筋膜	Renal fascia	肾脏	肾筋膜
Vascular fascia	血管筋膜	Carotid sheath	颈部	颈动脉鞘
Fusion fascia	愈合筋膜	Coli fusion fascia	结肠	结肠愈合筋膜

将骨骼肌全体包裹的筋膜是在组织学上被称之为"肌外膜(epimysium)"的结缔组织。肌外膜深入到内部,与将肌肉区分为一个个肌束的"肌束膜(perimysium)"相延续。并且,肌束膜的结缔组织纤维,与一根根肌纤维外侧存在的被称为"肌内膜(endomysium)"的薄的结缔组织相延续。肌内膜将相邻的肌纤维相连接,构成了毛细血管以及神经的通路。

参考文献

佐藤達夫:臓側筋膜の局所解剖 日臨外医会誌 56(11)2253–2272, 1995

Stecco C. Hammer WI, eds.: Functional atlas of the human fascial system, 2014(Churchill Livingstone)

日本解剖学用語委員会:日本解剖学用語, 2007(医学書院)

Federative International Committee on Anatomical Terminology ed.: Terminologia Anatomica(国際解剖学用語), 1998

Schleip, R. ed.: Fascia in Movement and Sport, 2015(Handspring Publishing)

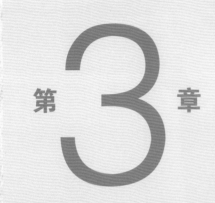

第 **3** 章

肩的运动

了解肩的构造后，

接下来看一下肩的运动吧。

理解肩的复合运动，

有助于预防在体育运动和日常生活中发生的

各种各样的肩部损伤和障碍。

肩的作用

肩有使手臂多方向活动和支撑手臂两个作用。

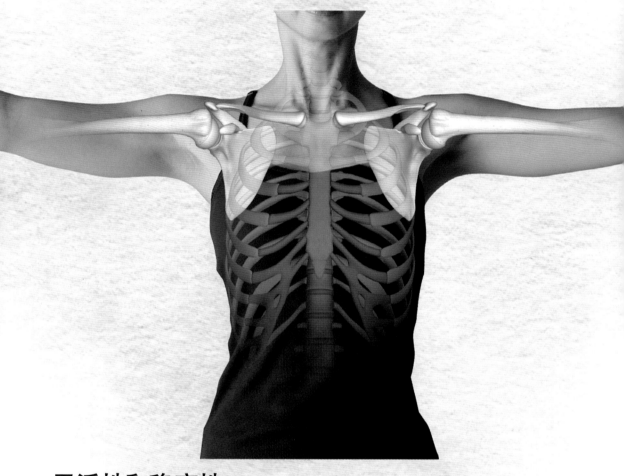

灵活性和稳定性

肩有3个解剖学关节和2个功能性关节,还有1个部位虽然没有"关节"名称,但作为关节的"同伴"参与关节运动。这6个关节结构的联动构成了肩的运动。

肩关节是人体中灵活性最好的部位。人双足行走后,就开始用手进行各种各样的操作。为了让手和上肢自由使用,支撑这些部位的关节的灵活性也开始扩大。

另一方面,肩为了支撑上肢的自由活动,也需要有稳定的作用。肩是同时具有灵活性和稳定性两方面作用的部位。

骨盆带和肩胛带的不同

　　肩和骨盆一样都是形成"带"的地方。骨盆带和肩胛带中有"带"附着的部位，具有支撑四肢的作用。肩胛带支撑上肢运动，骨盆带支撑下肢运动。

　　我们来试着对比一下肩和骨盆。

　　骨盆耻骨联合的部位相当于左右的胸锁关节。此外，骶髂关节的部位相当于肩胛骨和脊柱的连接部。但是，肩胛骨和脊柱没有形成骶髂

关节那样的关节构造。肩胛骨也未附着于脊柱和肋骨。身体中只有肩胛骨和舌骨这两个骨头没有关节。

　　肩是确保手臂活动范围的部位，而且，肩胛骨也必须能够自由移动从而保证肩的灵活性。因此，比起构成限制运动的关节，肩胛骨只靠肌肉运动是最方便的。可以认为是为了得到充分的灵活性，肩胛骨特意进化出没有关节的样子。

第1章 肩的构造

第2章 与肩有关的肌肉

第3章 肩的运动

第4章 关于肩关节 你必须要了解的事 肩部常见的困扰和不适

第5章 肩关节的类型和检查方法

第6章 不同类型肩关节的康复训练

第7章 肩关节功能改善训练

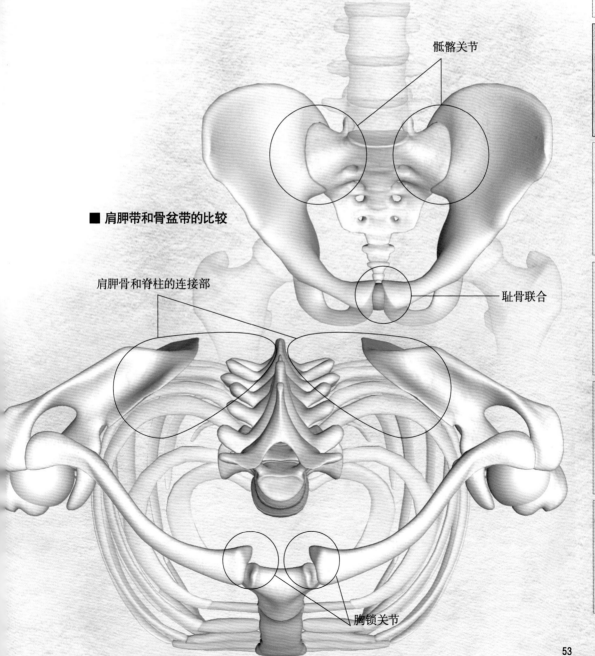

■ **肩胛带和骨盆带的比较**

骶髂关节

肩胛骨和脊柱的连接部

耻骨联合

胸锁关节

肩的灵活性

肩具有很强的灵活性，保障其灵活性的基础是关节的构造。

■ 关节囊腋下隐窝

上肢自由活动的原由

手臂可以向不同的方向移动，肩也可以自由地运动。可以自由活动的关节，从另一个角度来说是"不稳定的关节"。正是由于关节的不稳定，肩关节才能获得更多的灵活性。

肩灵活性强的原因有很多。

首先，肩只有1个与躯干相连的部位，即肩除了通过胸锁关节与躯干相连，没有其他部位和躯干相连。肩以胸锁关节为支点，处于悬浮的状态。

其次，这种灵活性和盂肱关节的关节盂比较小也有关系。对于圆形的关节头，如果接受面圆而深的话，关节紧密而稳定，但实际上盂肱关节关节盂浅而小，因此肱骨可以大范围活动。

另外，肩关节内没有韧带也是其中一个原因。韧带就像是绑在关节上的绳子。因为没有韧带的限制，肩关节通过肌肉收缩可以更自由的活动。

关节囊腋下隐窝

关节囊下方有腋下隐窝的构造。正是有了这样宽松的结构，上肢才能自由地活动。相反，这也成了肩关节稳定性较低的因素之一。

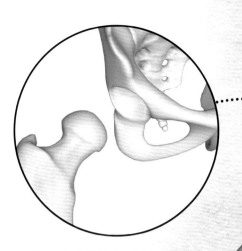

■ 髋关节关节窝（髋骨）和关节头（股骨头）
由于股骨头大部分都在关节窝里，具有一定的
灵活性，但活动受到一定限制。

关节窝

■ 肩关节关节盂（肩胛骨）和关节头（肱骨头）
肩关节关节盂浅，灵活性很大，容易脱位。人体
脱位最多的部位就是肩关节。

肱骨头

关节盂

与下肢不同的灵活性

　　髋关节与骨盆之间也可以自由地活动，但肩关节的灵活性在其之上，可以进行更复杂的动作。髋关节有支持体重的作用，肩不需要这种作用。因为双足行走，上肢不再需要支撑体重，人类完成了使用双手的特有的进化，这与肩的较大的灵活性相关。

　　肩关节是一个大球（肱骨头）与浅的接受面（关节盂）相合的形状，因此可以进行多方向的活动。

　　肩关节也是多轴关节，能进行三维运动（屈曲、伸展、内收、外展、内旋、外旋）。髋关节和肩关节一样是多轴关节，但是，由于髋关节的关节窝较深且结合紧密，它没有肩那么强的灵活性。

第1章　肩的构造

第2章　与肩有关的肌肉

第3章　肩的运动

第4章　关于肩关节，必须要了解的事——肩部常见的困扰和不适

第5章　肩关节的类型和检查方法

第6章　不同类型肩关节的康复训练

第7章　肩关节功能改善训练

关节面的运动

在上肢上举的运动中，肱骨头在关节盂上有3种运动形式：滚动、滑动和旋转。由于肩关节可以自由活动，手臂可以做各种方向的运动。

肱骨头在关节盂的滚动、滑动、旋转保障了上肢的自由活动，当这些附属动作不顺畅时，会导致肩部障碍。

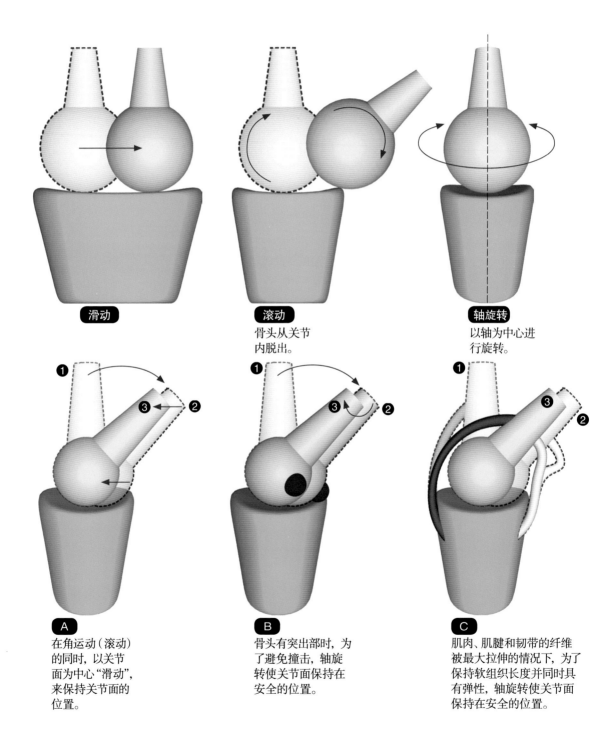

滑动

滚动
骨头从关节内脱出。

轴旋转
以轴为中心进行旋转。

A
在角运动（滚动）的同时，以关节面为中心"滑动"，来保持关节面的位置。

B
骨头有突出部时，为了避免撞击，轴旋转使关节面保持在安全的位置。

C
肌肉、肌腱和韧带的纤维被最大拉伸的情况下，为了保持软组织长度并同时具有弹性，轴旋转使关节面保持在安全的位置。

关节的一般构造

骨的连接（广义的关节）分为3种：①纤维性的连接；②软骨性的连接；③滑膜性的连接。功能上，纤维性连接和软骨性连接起固定关节的作用，滑膜性连接主要是利于关节的活动。起静态稳定性作用的韧带和关节唇是纤维性的连接。骨盆的耻骨联合和脊柱的椎间盘等是软骨关节。滑膜性关节（狭义的关节），即内有滑液的关节囊包裹的关节也是一般意义上的关节。

■ 右盂肱关节前面观

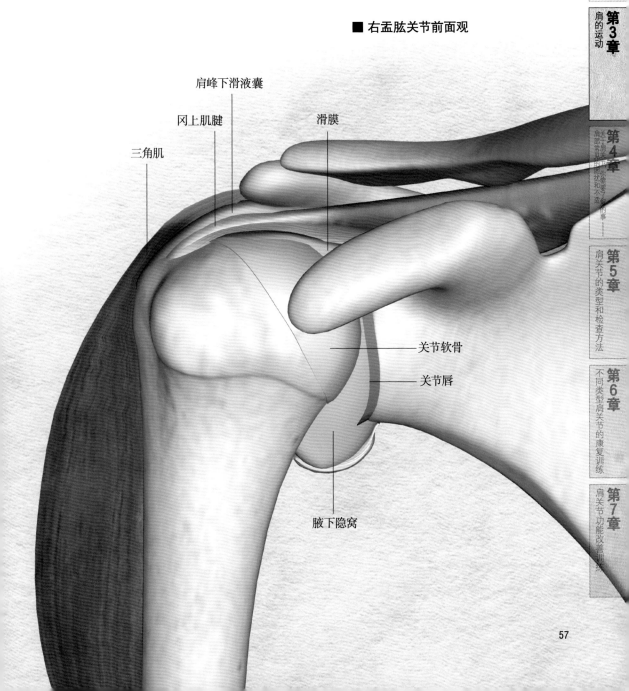

三角肌

冈上肌腱

肩峰下滑液囊

滑膜

关节软骨

关节唇

腋下隐窝

第1章 肩的构造

第2章 与肩有关的肌肉

第3章 肩的运动

第4章 关于肩关节损伤和不适的事——肩部常见的损伤

第5章 肩关节的类型和检查方法

第6章 不同类型肩关节的康复训练

第7章 肩关节功能改善训练

肩的稳定性

接下来看一下使肩关节稳定的"结构"和"功能"吧！
使肩关节静态下稳定的结构是"静态稳定性结构"，使肩关节运动时稳定的结构是"动态稳定性结构"。

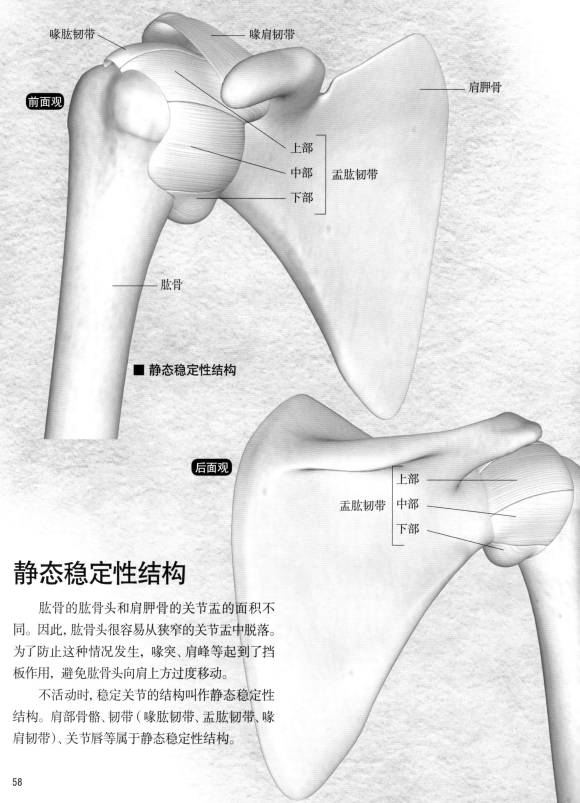

喙肱韧带

喙肩韧带

前面观

肩胛骨

上部

中部　盂肱韧带

下部

肱骨

■ 静态稳定性结构

后面观

上部

盂肱韧带　中部

下部

静态稳定性结构

    肱骨的肱骨头和肩胛骨的关节盂的面积不同。因此，肱骨头很容易从狭窄的关节盂中脱落。为了防止这种情况发生，喙突、肩峰等起到了挡板作用，避免肱骨头向肩上方过度移动。

    不活动时，稳定关节的结构叫作静态稳定性结构。肩部骨骼、韧带（喙肱韧带、盂肱韧带、喙肩韧带）、关节唇等属于静态稳定性结构。

关节唇的作用

关节唇是围绕关节盂周围的纤维性软骨结构。它位于关节盂的边缘，像堤坝一样加深了较浅的关节盂。

关节唇加强了骨头的紧密接触，提高关节的稳定性。一旦去除关节唇，关节的稳定性降低20%。

肩胛骨的关节唇与膝盖的半月板加深胫骨关节面的作用相似，但是像半月板吸收冲击的作用不大。

即使有关节唇，如果在横向分离的方向施加巨大力量的话，肱骨头会超过关节唇进而脱位。脱位的方向有前、后、下方，前方脱位占大多数。关节唇是纤维性软骨，因此不能抵抗很大的力量，如果关节唇的芯部都是很硬的骨骼，肩关节的稳定性会增加，但是灵活性也会相应降低，手和上臂的活动度会下降。

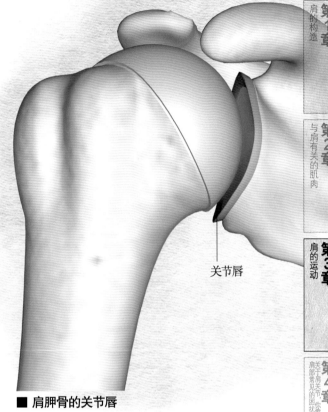

关节唇

■ 肩胛骨的关节唇

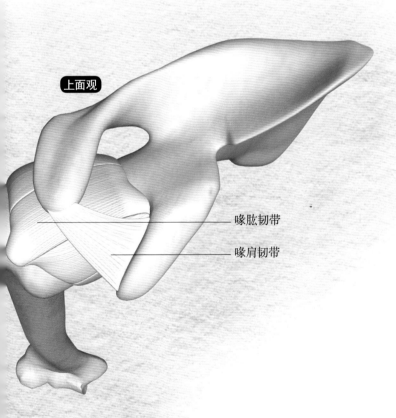

上面观

喙肱韧带

喙肩韧带

第1章
肩的构造

第2章
与肩有关的肌肉

第3章
肩的运动

第4章
关于肩关节你想要了解的事——肩部常见的困扰和不适

第5章
肩关节的类型和检查方法

第6章
不同类型肩关节的康复训练

第7章
肩关节功能改善训练

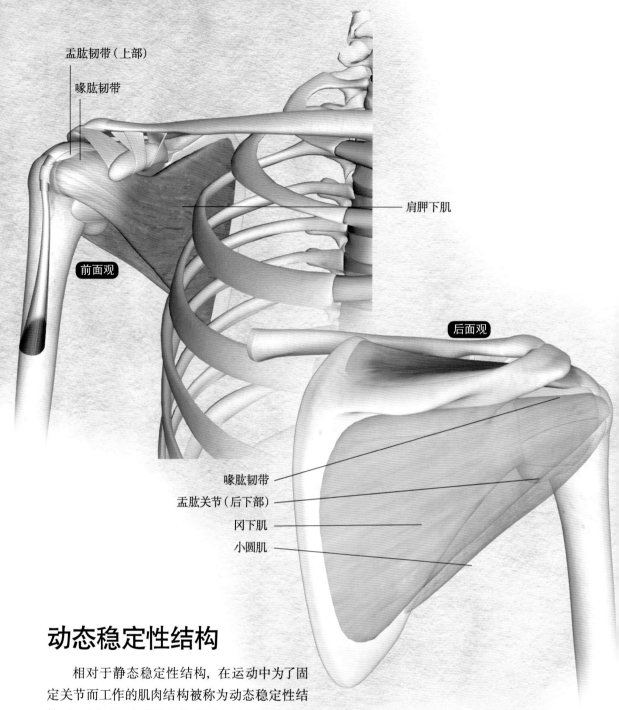

盂肱韧带（上部）

喙肱韧带

肩胛下肌

前面观

后面观

喙肱韧带

盂肱关节（后下部）

冈下肌

小圆肌

动态稳定性结构

　　相对于静态稳定性结构，在运动中为了固定关节而工作的肌肉结构被称为动态稳定性结构。运动中由于主动肌工作，骨头面向脱离关节面的方向移动，情况持续下去会发生关节脱位，所以主动肌以外的肌肉对防止关节脱位起固定作用，这就是动态稳定性结构。

　　例如，在用手取物的动作中，三角肌、背阔肌决定手臂的位置，肩袖肌群中的一块肌肉作为主动肌工作。在这时，构成肩袖的其他肌群抵抗主动肌的拉伸进行收缩保持关节稳定。

　　动态稳定性的保持仅需要最必要、最小量的肌肉参与。参与的肌肉越多，肩的自由度就会越少。

　　肩关节的稳定性由关节唇和韧带等静态稳定性结构进行强化、补充。但是，遗憾的是肩关节抵抗向下方脱位的能力最弱，如果向正下方牵伸，肩关节会轻微地卡在关节唇上不容易脱位，但是如果向外下方牵伸，由于外下方没有稳定结

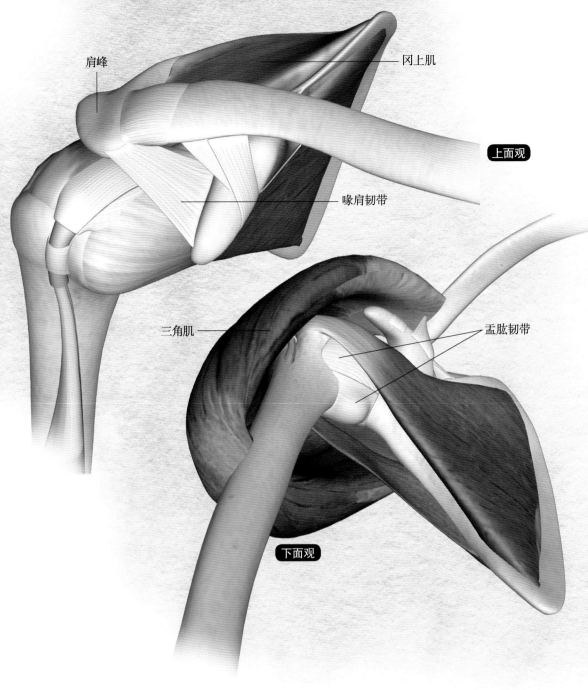

肩峰

冈上肌

上面观

喙肩韧带

三角肌

盂肱韧带

下面观

第1章 肩的构造

第2章 与肩有关的肌肉

第3章 肩的运动

第4章 关于肩关节必须要了解的事——肩部常见的困扰和不适

第5章 肩关节的类型和检查方法

第6章 不同类型肩关节的康复训练

第7章 肩关节功能改善训练

构，很容易脱位。

　　另外，关节内有滑液，滑液的黏性使肩关节不容易发生脱位。但是，如果是很大的力量，仅靠滑液则无法抵抗脱位发生。

　　也就是说，保持肩的稳定，静态稳定性结构是不够的，动态稳定性结构也起到了重要的作用。

专栏 9

孩子的肩为什么容易脱位?

　　很多人在小时候有过肩关节脱位的经历。那是因为孩子的肩关节静态稳定性结构和动态稳定性结构都还在发育阶段，肌力比较弱，无法抵抗大力牵拉而容易脱位。

肩胛带：锁骨的运动

构成肩胛带的锁骨以胸锁关节为轴运动。

锁骨以胸锁关节为轴运动

　　如果锁骨上升的话，肩就会上升。锁骨不动，肩也不动。也就是说，锁骨决定肩的位置和运动。

　　锁骨以胸锁关节为轴，进行前后、上下和旋转三维运动。前后运动为前方约为20°，后方约为15°，前后差别不大。上下运动为上方约为40°，下方约为10°，向上移动幅度大。并且，锁骨本身在轴的周围也进行旋转运动。

　　锁骨运动的主动肌是斜方肌和胸大肌。另外，肩胛骨上的肌肉起到辅助锁骨运动的作用。

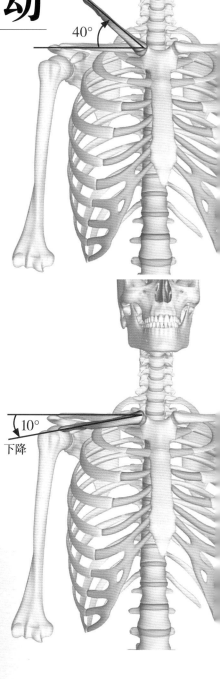

上升

40°

10°

下降

■ 锁骨的运动

锁骨的上下移动约为50°，前后移动约为35°，锁骨还可以进行旋转运动。

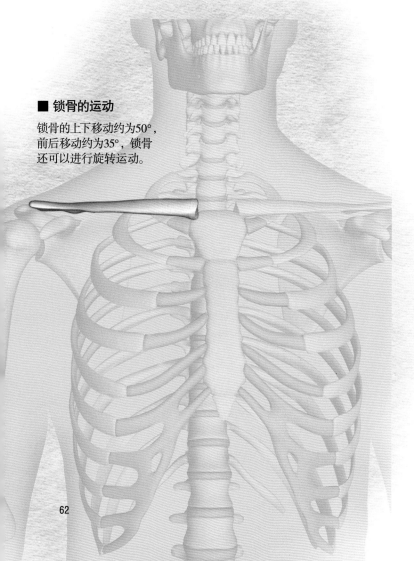

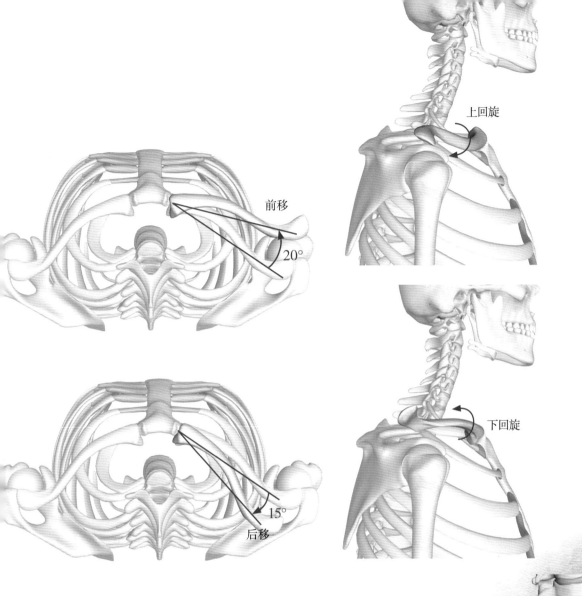

前移

20°

上回旋

下回旋

后移

15°

第1章 肩的构造

第2章 与肩有关的肌肉

第3章 肩的运动

第4章 关于肩关节,你需要了解的事——肩部常见的困扰和不适

第5章 肩关节的类型和检查方法

第6章 不同类型肩关节的康复训练

第7章 肩关节功能改善训练

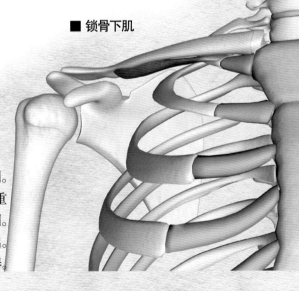

■ 锁骨下肌

锁骨的隐藏制动器

　　锁骨下肌是比较小的肌肉,很难直接触摸到。但是,它对肩锁关节和胸锁关节的运动起到很重要的作用,可防止这些关节的运动超过活动范围。如果没有锁骨下肌,锁骨容易脱位并向上脱出。也就是说,锁骨下肌是肩关节运动的隐藏制动器。

63

肩胛带：肩胛骨的运动

构成肩胛带的肩胛骨，可以在胸壁上滑动，进行上下运动、横向运动以及回旋运动。

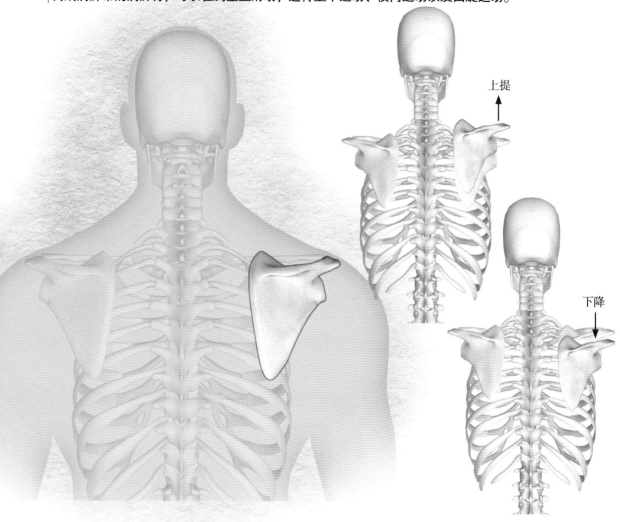

1 上提和下降——肩胛骨的上下运动

上提是一种耸肩和提高肩峰的运动。使肩胛骨上提的肌肉是深部的肩胛提肌和表浅的斜方肌上部，它们各自向脊柱侧抬高肩胛骨。

即使向脊柱侧上提肩胛骨，肩胛提肌和斜方肌也不能完全将肩胛骨收至内侧，这是因为锁骨也参与使肩峰上升、肩胛骨上提的运动。

下降是从上提位置回到原来的中立位方向的运动。另外，从中立位有意识地下沉肩胛骨也

是下降。

使肩胛骨下降的肌肉包括斜方肌、背阔肌、胸大肌、胸小肌等。斜方肌下部直接使肩胛骨下降。背阔肌和胸大肌下部协同作用使肱骨下降，降低肩关节的位置，肩胛骨伴随其下降。另外，胸小肌也有辅助作用。胸小肌附着于喙突，与斜方肌下部共同作用，降低肩关节的位置，使肩胛骨下降。

2 外展和内收——肩胛骨的横向运动

外展是肩胛骨向身体外侧移动的动作，它像环抱胳膊或抱住大树一样，胳膊在水平位外展。

使肩胛骨外展的肌肉是前锯肌。另外，胸小肌有辅助肩前伸的作用。

内收是肩胛骨向脊柱侧移动的动作，在俯卧撑时的下俯阶段或是双手交叉在背后身体后仰时可以出现。

使肩胛骨内收的肌肉是斜方肌。以斜方肌中部为中心，整个斜方肌内收肩胛骨。菱形肌起到辅助作用。菱形肌向上内收，与斜方肌联动，产生向水平方向内收的力。

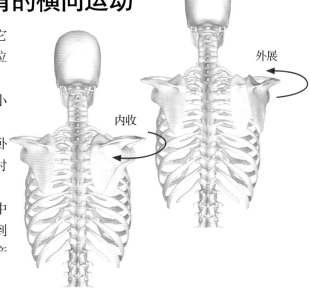

外展

内收

3 上回旋和下回旋——肩胛下角回旋

前锯肌下部2/3积极作用时，肩胛下角向外侧回旋（上回旋），多见于抬胳膊等动作中。

使肩胛下角下回旋的肌肉有肩胛提肌、菱形肌。这些肌肉虽然不能直接把肩胛下角向正内侧移动，但是能使其向内侧上方移动。严格来说，肩胛提肌使肩胛下角向上方移动，菱形肌使其向内上方移动。这两块肌肉放松时，肩胛下角会回到原来的位置。

另外，上举的胳膊放下来时，下降的肩胛下角向内下方回旋。肩胛下角回旋的范围大约60°。

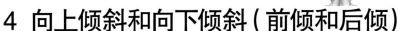

外旋

内旋

4 向上倾斜和向下倾斜（前倾和后倾）

肩胛骨的主要运动有上提、下降，外展、内收，上回旋、下回旋3组运动。除此之外，肩胛骨也可以进行向上倾斜或者向下倾斜运动。向上方倾斜的运动叫作前倾，向下方倾斜的运动叫作后倾。向上倾斜主要是胸小肌和前锯肌上部纤维起作用，向下倾斜主要是前锯肌和斜方肌下部纤维起作用。

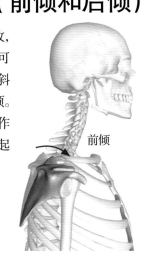

前倾

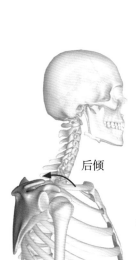

后倾

第1章 肩的构造

第2章 与肩有关的肌肉

第3章 肩的运动

第4章 关于肩关节，你需要了解的事——肩部常见的困扰和不适

第5章 肩关节的类型和检查方法

第6章 不同类型肩关节的康复训练

第7章 肩关节功能改善训练

锁骨、肩胛骨、肱骨的复合运动

前文在肩胛带的运动中，已讲到了锁骨和肩胛骨的运动，
但是实际是这两个运动加上肱骨的运动才共同构成肩的运动。

1 肩胛带的屈曲和伸展

从正上方向下看时，以两侧肩峰的连线为基
准（0°），头顶为轴心，肩从基准轴向前方运动
时叫屈曲，向后方运动时叫伸展。背部不弯曲（脊
柱不运动时）仅锁骨前后移动时，屈曲运动时胸
大肌、胸小肌、前锯肌工作，伸展运动时斜方肌、
菱形肌、背阔肌工作。

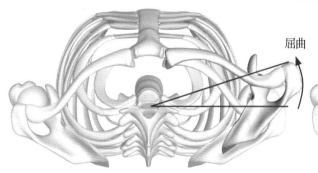

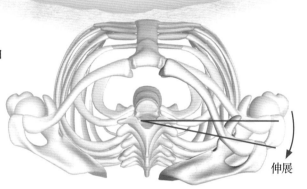

2 肩胛带的上提和下降

以两侧肩峰的连线（水平线）为基准，肩峰
向上的动作叫上提，返回的动作叫下降。上提时
斜方肌、肩胛提肌、菱形肌上部工作。下降时背
阔肌、前锯肌下部、胸大肌下部工作。

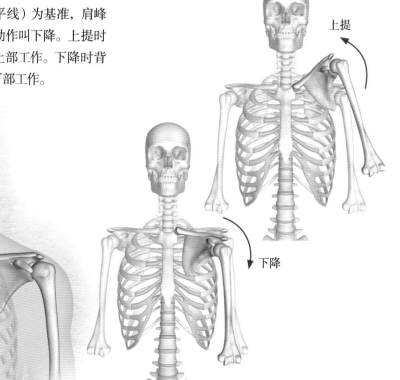

3 肩关节的屈曲（前方上提）和伸展（后方上提）

第1章　肩的构造

第2章　与肩有关的肌肉

第3章　肩的运动

第4章　关于肩关节令人不解的困扰和不适的事

第5章　肩关节的类型和检查方法

第6章　不同类型肩关节的康复训练

第7章　肩关节功能改善训练

以身体垂直线为轴，手臂相对于轴向前方的运动是屈曲，返回运动是伸展，往轴后方的运动叫过伸。过伸是肩关节和肩胛骨一起的运动。

伸展时，背阔肌和肱三头肌工作。屈曲时，胸大肌、三角肌前部、喙肱肌工作。

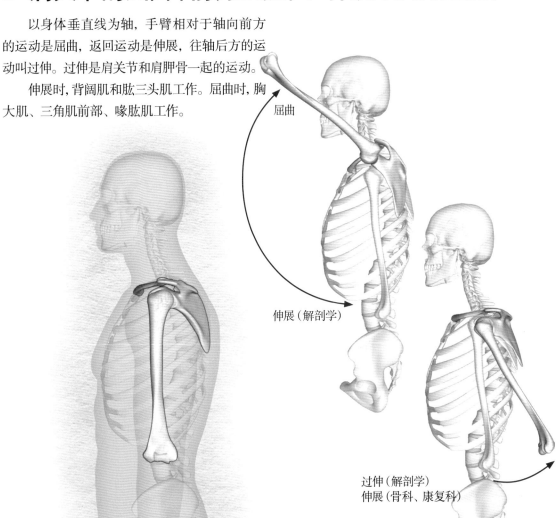

屈曲

伸展（解剖学）

过伸（解剖学）
伸展（骨科、康复科）

专栏 10

注意专业术语

在本书中，关节活动度（角度）是基于骨科和康复的关节活动度检查法，与解剖学定义多少有些区别。

解剖学方位的基准是共通的，但是定义的方法略有不同。例如，肩关节屈曲、伸展的情况下，肱骨向前方移动的"屈曲"运动在解剖学和关节活动度检查中是一样的，但是解剖学把从"屈曲"到肱骨回到原来解剖学位置的运动称为"伸展"，超过解剖学位置，再向后延伸的运动称为"过伸"。

与此相对，关节活动度检查中，从解剖学位置向后方移动的运动是"伸展"。也就是说，解剖学上的"过伸"是关节活动度检查中的"伸展"。

另外，在关节活动度检查中，"内收"检查有2种，一般用的那种与解剖学定义的内收相同，但是包括肩胛骨运动在内的内收，是在肩关节稍微屈曲后再进行的内收，也就是上肢越过躯干向内侧内收的运动。

4 肩关节的外展（侧方抬起）和内收

相对于肩峰与地面间的垂直线，手臂从正侧面向上方抬起是外展（侧方抬起），回到原来的位置是内收。外展达到90°以上时，手心向上的前臂（旋后）状态是抬起条件。手掌朝下（旋前）时，骨骼会相撞，只能抬到90°左右。

外展小于60°时，三角肌和冈上肌起作用。作为冈上肌的辅助，冈下肌上部也参与这个动作。60°~150°时，斜方肌的上部、中部和前锯肌下部起作用，150°~180°时，背阔肌和胸大肌下部起作用。

肩关节外展0~90°时，只有肱骨运动，90°~150°时，肩胛骨会向外上方进行上回旋，150°~180°时脊柱会出现侧凸。

起内收作用的肌肉包含胸大肌下部、大圆肌和背阔肌。

外展

内收

5 肩关节的外旋和内旋

屈肘90°、肘部固定的状态下，前臂水平移动，做肱骨内外旋。起内旋作用的肌肉是大圆肌、肩胛下肌，起外旋作用的肌肉是冈下肌、小圆肌。

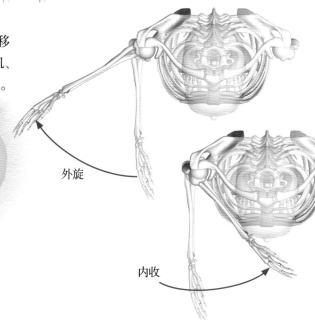

外旋

内收

6 肩关节水平屈曲和水平伸展

手臂与肩峰平行时（外展90°），手臂向身体前方移动是水平屈曲，这是肩关节屈曲和内收的复合运动。相反，向后方移动是水平伸展。

保持肩关节在水平零位的肌肉是三角肌、冈上肌、斜方肌、前锯肌。从这个角度到140°的屈曲和内收是水平屈曲，伴随三角肌、肩胛下肌、胸大肌、胸小肌、前锯肌收缩。

30°～ 40°的水平伸展是伸展和外展的复合运动，参与的肌肉包括冈上肌、冈下肌、三角肌、大圆肌、小圆肌、菱形肌、斜方肌和背阔肌。

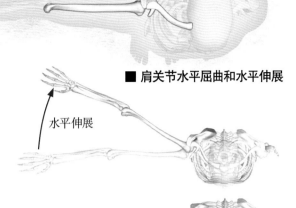

■ 肩关节水平屈曲和水平伸展

水平伸展

水平屈曲

7 肩关节的环转运动

环转运动是肩胛带的屈曲、伸展、上提、下降，肩关节的屈曲、伸展、外展、内收、外旋、内旋、水平屈曲、水平伸展的复合动作，是指上肢的远端像画圆一样的运动。

第1章 肩的构造

第2章 与肩有关的肌肉

第3章 肩的运动

第4章 关于肩关节，你需要了解的事——肩部常见的困扰和不适

第5章 肩关节的类型和检查方法

第6章 不同类型肩关节的康复训练

第7章 肩关节功能改善训练

功能性关节的运动

肩部除了骨与骨相连的解剖学关节外，
还有通过骨和肌肉的相对运动来活动骨的"功能性关节"。

功能性关节

　　肩胛带有肩胛胸壁关节、第2肩关节（肱骨上关节）两个功能性关节。并且，也有以被称为喙突锁骨间机制（C-C机制）的关节为基准进行运动的部位。

　　功能性关节不是骨和骨构成的关节（解剖学关节），虽然在这种关节中骨与骨没有直接接触，但是通过肌肉的运动使骨头相对活动的关系与关节相同，所以被称为功能性关节。在功能性关节中，存在着功能性作用等同于关节窝和关节头的构造。

肩胛胸壁关节

　　肩胛胸壁关节是背部与肩胛骨的前面（肋骨面）之间的功能性关节。因为背部肌肉和肩胛骨构成了功能性的关节，所以肩胛骨可以在脊柱附近向各个方向移动。肩胛胸壁关节的运动就是肩胛骨的运动。

■ 肩部功能性关节

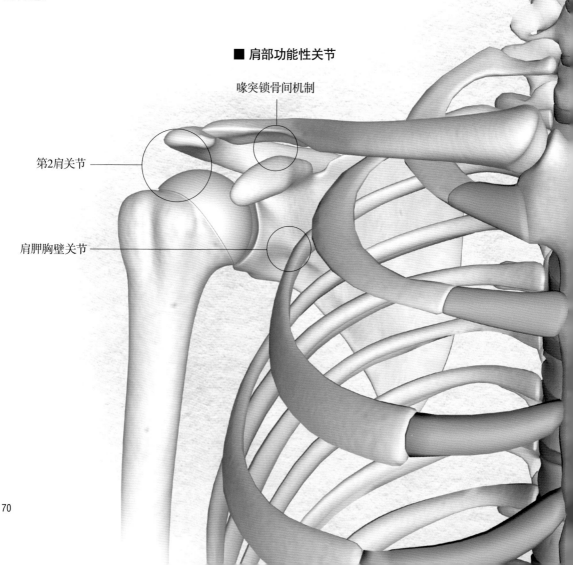

喙突锁骨间机制

第2肩关节

肩胛胸壁关节

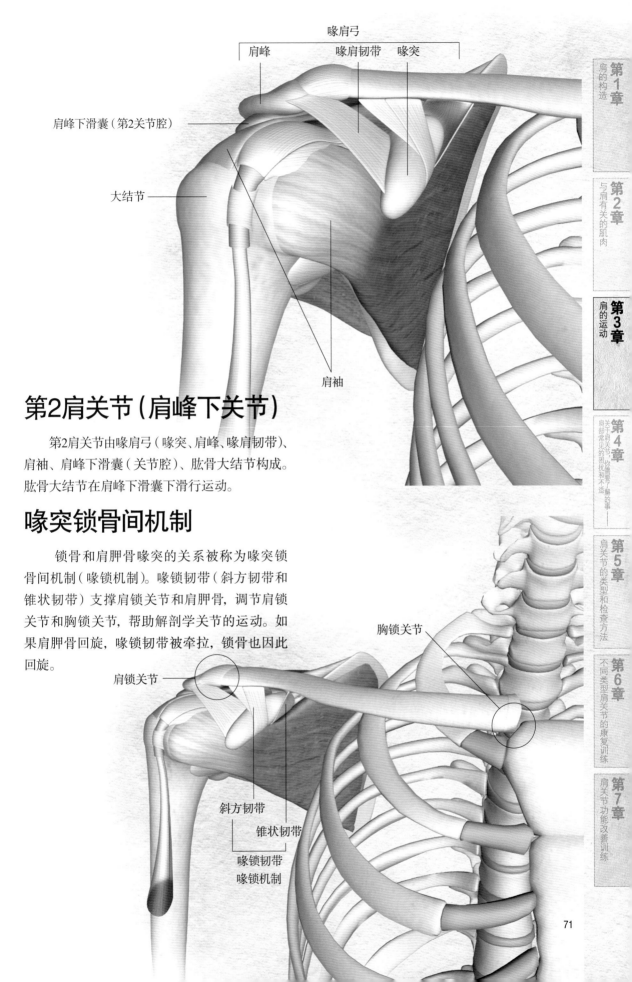

第1章
肩的构造

第2章
与肩有关的肌肉

第3章
肩的运动

第4章
关于肩关节，必须要了解的事
肩部常见的困扰和不适

第5章
肩关节的类型和检查方法

第6章
不同类型肩关节的康复训练

第7章
肩关节功能改善训练

喙肩弓

肩峰　喙肩韧带　喙突

肩峰下滑囊（第2关节腔）

大结节

肩袖

胸锁关节

肩锁关节

斜方韧带

锥状韧带

喙锁韧带
喙锁机制

第2肩关节（肩峰下关节）

　　第2肩关节由喙肩弓（喙突、肩峰、喙肩韧带）、肩袖、肩峰下滑囊（关节腔）、肱骨大结节构成。肱骨大结节在肩峰下滑囊下滑行运动。

喙突锁骨间机制

　　锁骨和肩胛骨喙突的关系被称为喙突锁骨间机制（喙锁机制）。喙锁韧带（斜方韧带和锥状韧带）支撑肩锁关节和肩胛骨，调节肩锁关节和胸锁关节，帮助解剖学关节的运动。如果肩胛骨回旋，喙锁韧带被牵拉，锁骨也因此回旋。

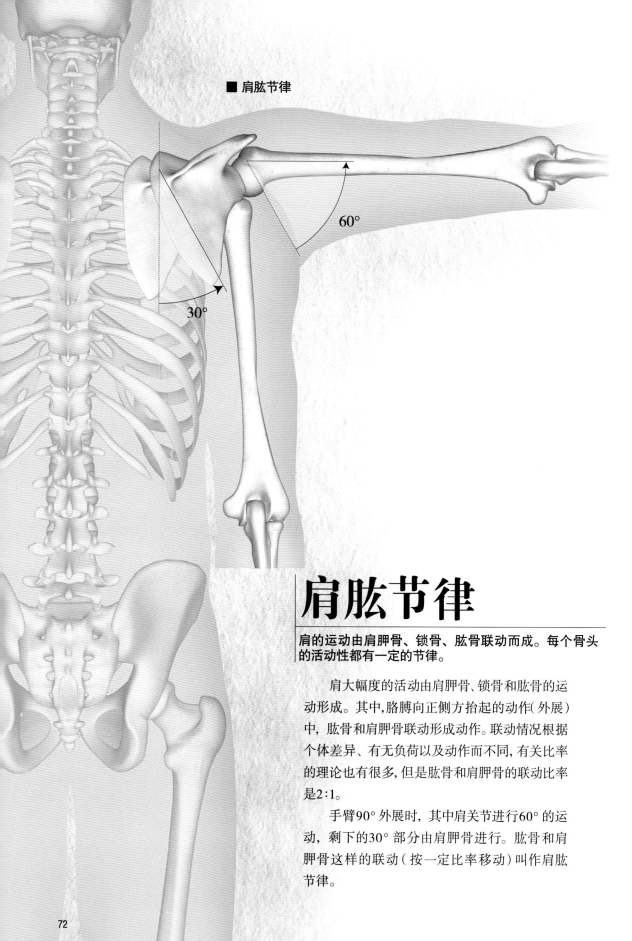

■ 肩肱节律

60°

30°

肩肱节律

肩的运动由肩胛骨、锁骨、肱骨联动而成。每个骨头的活动性都有一定的节律。

  肩大幅度的活动由肩胛骨、锁骨和肱骨的运动形成。其中,胳膊向正侧方抬起的动作(外展)中, 肱骨和肩胛骨联动形成动作。联动情况根据个体差异、有无负荷以及动作而不同, 有关比率的理论也有很多,但是肱骨和肩胛骨的联动比率是2:1。

  手臂90°外展时, 其中肩关节进行60°的运动, 剩下的30°部分由肩胛骨进行。肱骨和肩胛骨这样的联动(按一定比率移动)叫作肩肱节律。

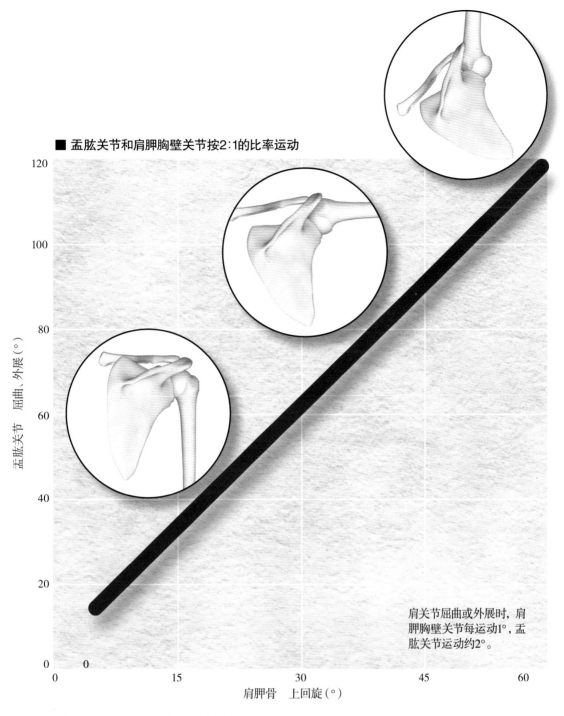

■ 盂肱关节和肩胛胸壁关节按2:1的比率运动

盂肱关节 屈曲、外展（°）

肩胛骨 上回旋（°）

肩关节屈曲或外展时，肩胛胸壁关节每运动1°，盂肱关节运动约2°。

■ 肩胛骨平面的手臂–躯干主动上提时，肩胛胸廓运动和肩胛肱骨运动的平均比率

著者	比率
Freedman Munro	1.58：1
Poppen Walker	1.25：1
Bagg Forrest	1.25：1～1.33：1
Graichen	1.5：1～2.4：1
McClure	1.7：1

第1章 肩的构造

第2章 与肩有关的肌肉

第3章 肩的运动

第4章 关于肩关节，你需要了解的事——肩部常见的症状和不适

第5章 肩关节的类型和检查方法

第6章 不同类型肩关节的康复训练

第7章 肩关节功能改善训练

基本体位

关节最稳定的位置叫作基本体位，也是最安全和最能发挥力量的体位。

前面

基本体位不是解剖学用语，而是在运动指导和临床康复训练中使用的名词。肩关节的基本体位是肱骨的长轴和肩胛冈的长轴呈一条直线的位置，此时肱骨上举约150°。在这个位置，肩周围的所有肌肉均收缩，向着关节面被压的方向产生作用力。

基本体位是向心力最容易工作的位置，所以关节最稳定，受伤等风险也会减少。在体育运动中，基本体位是安全且最能发挥力量的体位。但是，因该体位下所有的肌肉都收缩，也有难以转移到下一个动作的抑制影响，特别是有时不能很好地做回旋动作。

后面

■ 基本体位

肱骨上抬约150°时的位置是肩关节的基本体位。

上面

肩与呼吸运动

放松与呼吸有关的肌肉时，呼吸会变得轻松。呼吸相关肌肉的放松方法有2种。

参与呼吸的肌肉

呼吸肌是指参与吸气和呼气的肌肉，有呼气肌和吸气肌。

呼气肌是指呼出气体时工作的肌肉，肋间内肌是其中之一。腹部肌群也作为辅助肌参与呼气。

吸气肌是指吸入气体时工作的肌肉，包括膈肌、肋间外肌。作为辅助肌，斜角肌、胸锁乳突肌等肩部的肌肉也参与吸气。这些肌肉可以提高肋骨，提高和扩大胸廓。

肩部的肌肉也会影响呼吸，特别是斜角肌持续紧张时，上位肋骨的运动会受限，呼吸会变浅。即使能吸气，呼气的力量也会变得不充分。肩部酸痛、发僵是典型的斜角肌处于紧张状态的症状。

让呼吸轻松的2种方法

斜角肌很容易因为紧张变硬，从肌肉的附着方式来看，它也很难被牵伸。因此，对于这个肌肉推荐"放松"运动。

先紧紧地耸起肩部，之后一口气放松使肩落下。重复这个动作。肌肉收缩强度越大，就越容易松弛。

放松斜角肌使肌肉平顺的运动，可以改善胸廓、脊柱的运动，也促进手臂和肩顺畅地运动。

放松呼吸肌的另一个方法是上举动作。抬起手臂的动作会积极地活动肩胛骨。肩胛骨活动后，肋骨上的胸大肌和前锯肌会使胸廓运动，可以使呼吸运动的范围变大。

活动肩时, 呼吸会变得轻松

呼吸分为腹式呼吸和胸式呼吸。站立的姿势下胸式呼吸更容易。

肩胛骨活动时，吸气的力会变大。肩胛骨上提，上位肋骨横向扩张，胸廓打开，吸入的空气更多。

剧烈运动后，用肩"呼吸"（肩上下运动）是因为需要通过肩的运动来提高胸廓，辅助吸气，这时，如果使用腹肌尽情地吐气，空气会自然吸入。疲劳的时候会忘记呼气，容易不知不觉意识到自己只是在吸气。

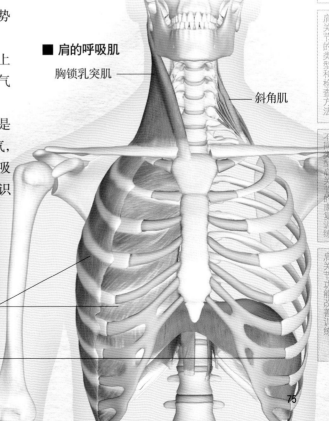

■ 肩的呼吸肌

胸锁乳突肌

斜角肌

内外肋间肌

膈肌

第1章 肩的构造

第2章 与肩有关的肌肉

第3章 肩的运动

第4章 关于肩关节，你想要了解的事——肩部常见的困扰和不适

第5章 肩关节的类型和检查方法

第6章 不同类型肩关节的康复训练

第7章 肩关节功能改善训练

肩与步行动作

肩充分活动会产生步行的推动力。
如果能高效使用肩，步行动作和体育运动也会变好。

肩下降后容易行走

以"竞走"这一竞技运动为例，我们来思考一下肩与步行动作的关系。竞走时，膝关节不弯曲，骨盆最大限度地旋转并向前迈脚。引导脚向前迈步的是肩。

正如骨盆是脚的支撑带一样，肩是手臂的支撑带。腿和手臂像车轮一样平衡的运动，形成了人类行走的推动力。

为了使脚容易迈出，背阔肌和胸大肌下部共同作用使肩下降。疲劳时，肩会抬起来，这是因为抬起肩的肌肉数量压倒性得多（斜方肌、菱形肌、肩胛提肌、胸锁乳突肌等）。肩抬起时，步行动作时的躯干的回旋力会出现偏离。因此，保持"肩下降"是提高步行动作性能的要领。

步行动作中肩的作用如下。

（1）手臂和肩同时摆动，引起肩胛带屈曲、伸展，产生以脊柱为中心的躯干回旋。

（2）躯干旋转时，骨盆也会水平旋转，髋关节的位置自然一前一后，脚更容易向前迈出。

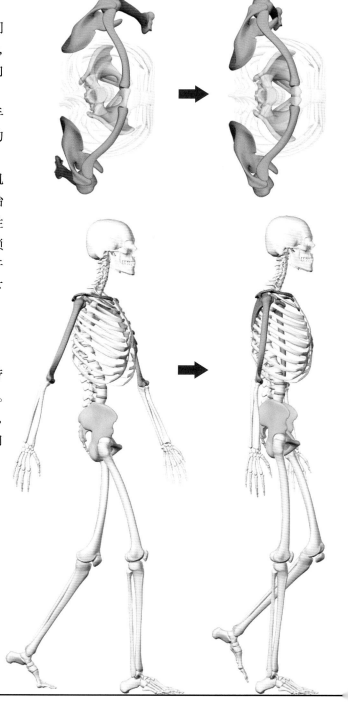

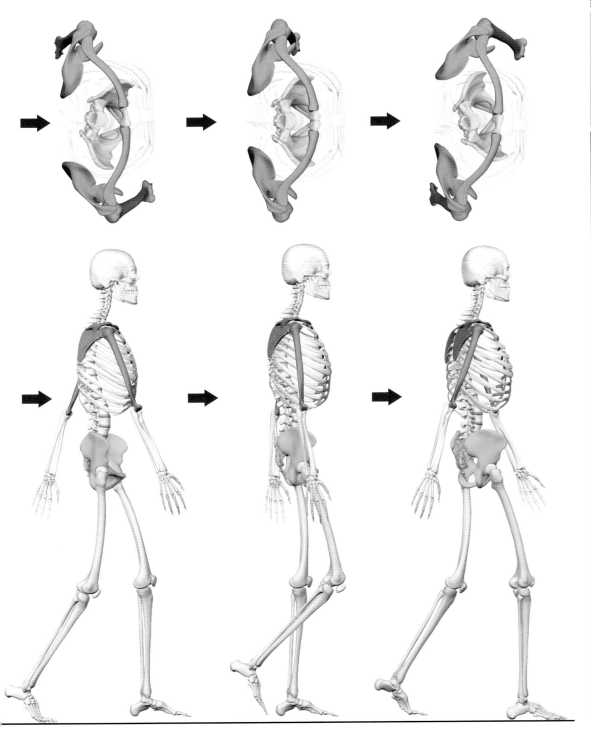

第1章
肩的构造

第2章
与肩有关的肌肉

第3章
肩的运动

第4章
关于肩关节，你需要了解的事——
肩部常见的困扰和不适

第5章
肩关节的类型和检查方法

第6章
不同类型肩关节的康复训练

第7章
肩关节功能改善训练

手臂的摆动和推动力

具有重量的手臂在摆动时可有效产生向前和向后的力量差，有助于增强腿部的推动力。

推动力本身就是重心的向前移动（骨盆稍前倾姿势）和用脚蹬踏地面的力。肩部的移动可以引导骨盆的运动，使脚容易向前迈进，这时，上臂的有效摆动增强了腿部的推动力。

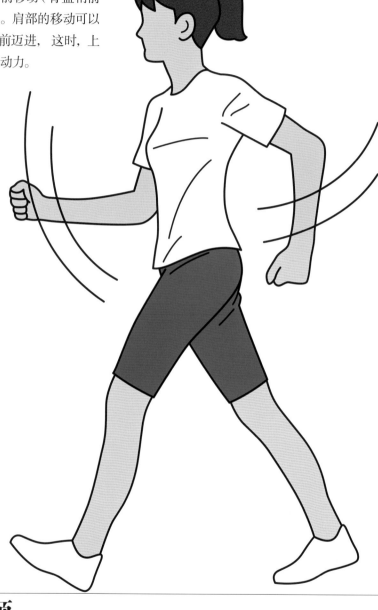

专栏 11

重心转移的要领

重心向前方的移动有助于增强推动力，但此时，许多人往往容易弓背、头朝下。这样就浪费了手臂的力量。获得推动力需要下颌微微靠前，保持鼻孔和耳孔与地面平行的姿势。这样可以在躯干不弯曲的情况下骨盆前倾，手臂容易向后摆动，脚也容易向前迈出。减速时，将下颌收紧，也就是把脸收回到手臂摆动前的位置。

肩和运动表现

肩与日常动作和体育运动有着怎样的关系？试着从生物力学的角度来看看肩部运动吧。

目的不同，肩的作用也会发生改变

在各种各样的动作中，肩是决定手臂位置的重要部位，因此肩也控制着手臂和手的动作。

使用手臂的主要动作有拿起、抱、投掷、击打、从高处抓取物体等。

是将手臂作为工具使用的肩，还是为了支撑身体的肩？作用不同，肩的运动也会发生变化。作为工具使用时，肩必须有活动度，但另一方面，支撑身体时则需要有稳定的力量。也存在两种作用同时发挥的情况，一边稳定一边运动。如果不能很好地调整肩的动作，肩容易受伤。

拿起动作

拿物体的时候，身体尽量靠近物体，手臂的重量不要超过最大负重。靠近身体指的是靠近肩部的位置。手臂伸出的长度越短，肩部的负担就会越小。因此，如果把重物靠近肩部，拿起动作就可以相对轻松地进行。

这时候，收紧腋下也很有效果。收紧腋下时，躯干不容易晃动。躯干晃动时，为了取得平衡就会使用多余的力。换而言之，抬起重物的力量越分散，效率就会越差。

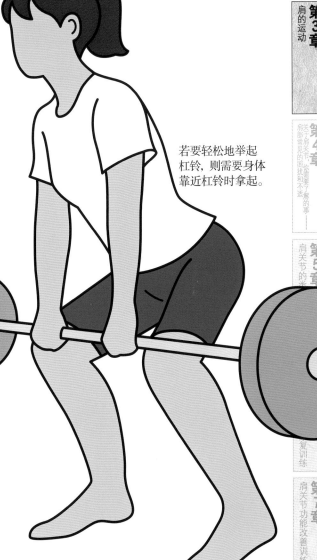

若要轻松地举起杠铃，则需要身体靠近杠铃时拿起。

第1章 肩的构造

第2章 与肩有关的肌肉

第3章 肩的运动

第4章 关于肩关节、你需要了解的肩部常见的困扰和不适

第5章 肩关节的养护训练

第7章 肩关节功能改善训练

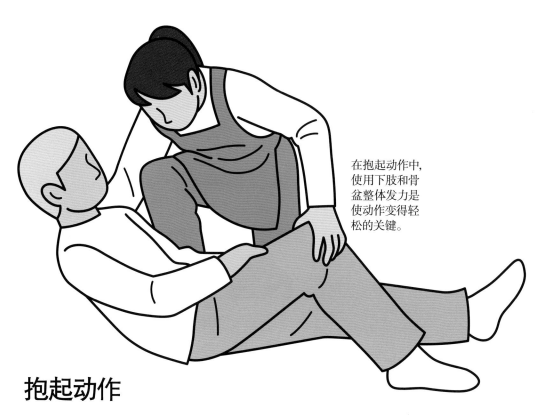

在抱起动作中，使用下肢和骨盆整体发力是使动作变得轻松的关键。

抱起动作

抱起动作中，肩部向身体内侧靠近，胸锁关节是支点，所以胸锁关节不能活动的话，无法进行抱起动作。

脊柱和躯干的肌肉支撑着手臂。因此，只用手臂的力量不能抱起沉重的物体时，脊柱和躯干的肌肉负荷就会增加。特别是最容易活动的腰部（腰椎）最先产生负荷。在抱起动作中，使用下肢和骨盆整体发力，不能只用手臂承担重量是很重要的。

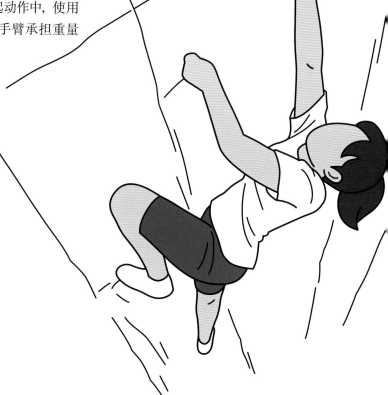

投掷、击打的动作

体育运动中手臂动作很常见，如棒球的投球、排球的扣球、网球的发球和扣杀等。对于投掷、击打等运动，肩部必须的条件是什么呢？

● 肩胛骨更灵活

在投球动作中，手臂长一点比较有利。肌肉使用方法相同时，手臂越长，活动半径就越长，投掷距离也就更远。肩胛骨运动可以使手臂的长度更长。因为运动的中心轴来自肩胛骨，肩胛骨越灵活，手臂的活动范围越广，运动性能也越好。

● 三角肌柔软

三角肌僵硬不利于投球动作。因为三角肌弹性下降会限制其活动度。为了不发生手臂脱位，三角肌也必须有固定的作用，但是如果从运动开始就收缩固定，肩关节则无法运动。因此，三角肌的柔软对手臂的活动很重要。

支撑身体的动作

● 悬垂

像引体向上和攀岩那样，在悬垂动作中，躯干比手臂更重要。

悬垂动作是以躯干为轴运动手臂的动作。在肩被固定的状态下，通过屈曲手臂来抬起身体。因此，如果不通过躯干固定肩的话，向上的力量就会减弱。另外，通过收紧腋下，更容易聚集力量至身体轴（脊椎）周围，身体也会有效率地抬起。而腋下打开时，分散的力量对主动肌的负担会变大。

● 躯干回旋

躯干旋转得越好，投掷、击打动作的表现也越好。像拨浪鼓一样，放松手臂并试着摆动躯干。手臂的动作就像钟摆一样越来越大，不久就会产生离心力的作用，直到向外投掷时离心力都会变大。

此时，手臂越放松，就会越容易将力量通过躯干的旋转从手臂释放出去。比起只用肩关节的力量，通过肩胛骨的活动可以从后背开始大幅移动手臂，使许多肌肉协同作用，以加速甩长鞭的感觉进行投掷。

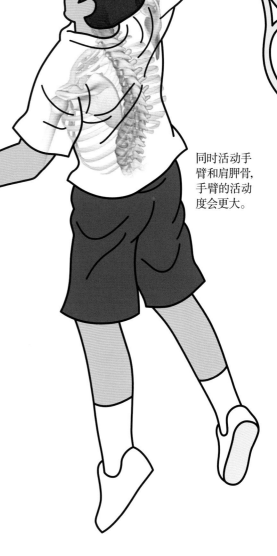

同时活动手臂和肩胛骨，手臂的活动度会更大。

第1章 肩的构造

第2章 与肩有关的肌肉

第3章 肩的运动

第4章 肩关节盂的关于需要了解的事

第5章 肩关节的类型和检查方法

第6章 不同类型肩关节的康复训练

第7章 肩关节功能改善训练

通过肩固定躯干

● 倒立

　　倒立是通过牢牢固定肩关节的肌肉才能完成的动作。倒立时的肩和站立时的骨盆起着同样的作用。如果不能固定好肩关节的肌肉，肩胛带就不能支撑身体。这与婴儿固定骨盆的肌肉力量弱、用髋关节支撑不了体重，从而站不起来一样。

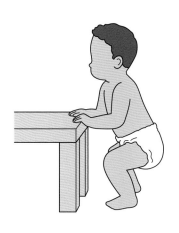

● 俯卧撑

　　从"趴下"姿势起身时的最初动作是喙肱肌收缩的结果。因此，喙肱肌较弱时，很难完成像下图一样深的俯卧撑。

　　喙肱肌是最靠近肱骨内侧的小肌肉，从躯干最低位（肩关节后伸）的状态开始活动。当下俯阶段肩关节无法过伸时，喙肱肌无法充分收缩，所以在俯卧撑下降到贴着地板的时候，不能把手臂伸直。

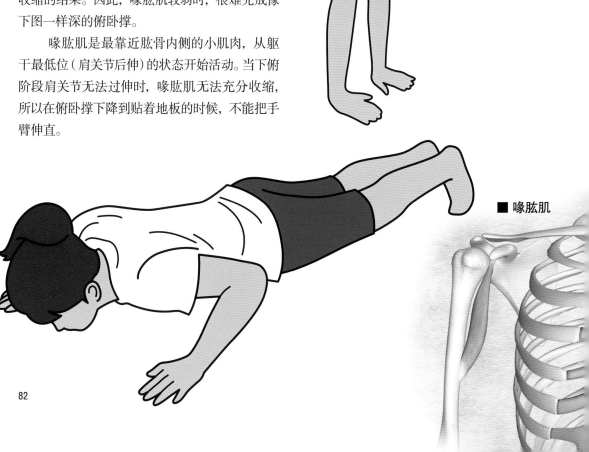

■ 喙肱肌

转肩困难

如果对方说"请转动肩",你会怎么做呢?

很多人会以肩关节为中心,肘部转动。这一动作乍一看是正确的,但是有点不标准。因为此时肩关节固定,肩胛骨几乎不动。这是以肩关节为轴的手臂动作,是手臂旋转,而不是肩部旋转。

本书中的"肩"有着广泛的意义。广义上的肩部运动主要是肩胛带(肩胛骨和锁骨)的动作。

转动肩是以胸锁关节为支点,锁骨为轴,活动肩胛骨,转动肩部(肩峰)的运动。为什么转动肩时,肘会转来转去呢?因为肩是手臂的活动支点,所以养成了以肩为支点来活动的习惯。

转动肩不是平时有意识地做的动作,所以不练习很难做到。如果能够正常地转动肩,肩会变得容易放松,也可以预防肩部僵硬和肩酸。

如果想转动肩,却不能联合活动肩胛带,肩和腰的障碍风险就会变高。说不定,已经有肩部僵硬、腰痛、五十肩等障碍的烦恼了。

第1章 肩的构造

第2章 与肩有关的肌肉

第3章 肩的运动

第4章 关于肩,必需要了解的事——肩部常见的病痛和不适

第5章 肩关节的类型和检查方法

第6章 不同类型肩关节的康复训练

第7章 肩关节功能改善训练

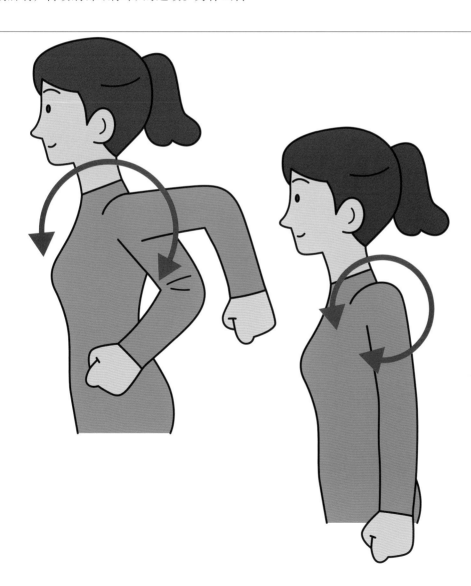

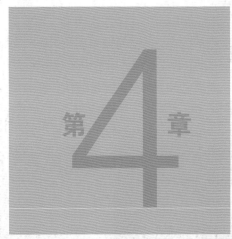

第4章

关于肩关节，
你需要了解的事
——肩部常见的困扰和不适

本章会列举和解答一些肩部常见的困扰、不适和疑问，并介绍肩关节出现疼痛的原因以及改善的方法。

肩部为什么会僵硬?

从解剖学的角度来看看肩部僵硬的发病机制吧。

肩部僵硬的发病机制

所谓肩部僵硬,一般是指以斜方肌为主的肩颈部肌肉出现紧绷的状态。从解剖生理学的角度讲,肩部僵硬是指支撑肩部的肌肉周围出现了血液循环不良的情况。血液循环不良的原因有很多种,一旦出现血液循环不良,温度适中的血液不能及时输送到患处,导致患处肌肉温度降低。由此,肌肉以及结缔组织的柔韧性降低,伸缩性变差。与肩部周围其他组织相比,该部位触诊僵硬。

与肌肉相关联的结缔组织是细胞周围的胶原纤维以及弹性纤维等。这些纤维变冷时将会变硬,反之在温热的情况下就会变软。冷了就会变硬的状态与失去弹性的皮筋相似。

血液循环不良一旦出现,肌肉产生的代谢物就会排泄不出去,这也是肩部僵硬的一个原因。

正常情况下,肌肉运动的代谢物会随血液循环排泄出去。但是随着血流的恶化,肌肉内部以及组织的间隙会残留含有代谢物的液体,静脉就会进入阻塞的状态,从而导致肌肉及组织出现肿胀(这种肿胀的状态可以用超声波观察)。这种状态让人感觉到肌肉变硬,这些信息传递到大脑,并被大脑识别为"肩部僵硬"。

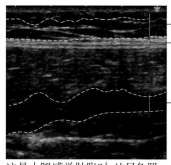

—— 皮下组织
—— 小腿内侧筋膜

—— 中间有静脉,周围呈现黑色

这是小腿感觉肿胀时,比目鱼肌内侧的超声图像。

肌肉过度紧张会导致肩部僵硬

那么,导致肩部僵硬的血液循环不良是因何产生的呢? 原因多种多样,其中之一就是肌肉过度紧张。肩部是支撑手臂以及头部的地方,手臂以及头部的重量约为10kg。因此,就算肩部不额外用力,也会为支撑手臂及头部而一直保持着张力。不过这与肌肉的自然紧张状态不同(自然紧张状态是指进行下一个动作时进行的正常收缩)。

长时间处于紧张状态的肌肉在遇到容易被忽略的很小的力量或动作时,容易血液循环不良。肌肉反复的收缩及松弛,对血液循环有所帮助,但当肌肉持续收缩而缺少松弛时,血流循环就会恶化。

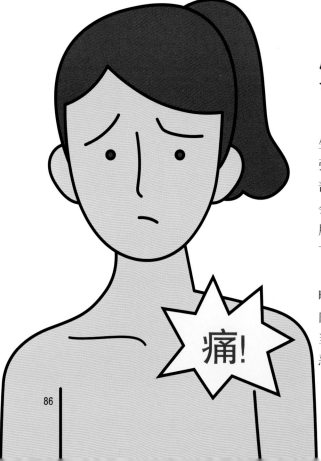

痛!

长时间对着电脑或长时间读书后，会有肩部僵硬的情况。这是由于我们的视角被固定，从而导致颈部以及肩部的肌肉变紧张，血液循环受到了影响。

姿势不良会导致肩部僵硬

不良的姿势也会导致肩部僵硬。这是由于不良的姿势容易导致肩部周围的肌肉不能充分活动。为了保持某一不良的姿势，肌肉会被迫过度收缩，不知不觉肌肉产生疲劳，就会造成血液循环不良。这些血液循环不良的部位，会变得冰凉且发硬，产生僵硬的感觉。

肌肉的过度使用会导致血液循环处于不良的状态，但肌肉没有被充分使用的时候也会出现这种情况。比较有代表性的就是背部的肌肉。比如在办公室工作了一整天，脊柱几乎完全没有得到活动，这种情况就会导致血流不良。

有时做了改善肩部僵硬的体操之后，僵硬的症状还是没有得到改善，这有可能是脊柱（身体的核心）没有得到活动的原因。所以，我们不要只是放松肩部的肌肉，把脊柱的运动也加入体操里面吧。这时，在自由活动脊柱的意识、身体由内而动的意识支撑下，整个胸廓、上肢带以及头部的关节会高效运动，我们的动作也会变得顺畅。

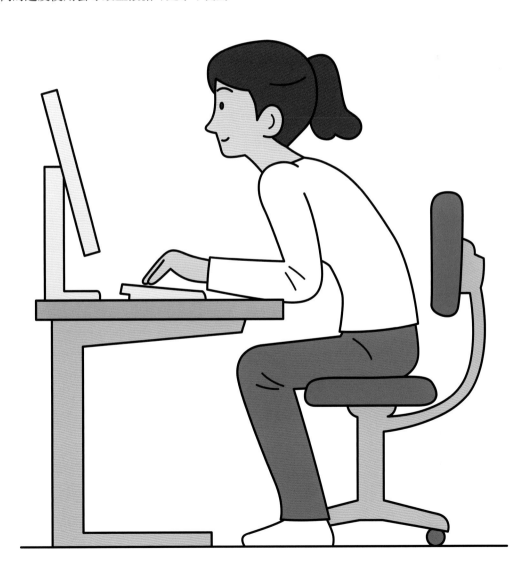

第1章　肩的构造

第2章　与肩有关的肌肉

第3章　肩的运动

第4章　关于肩关节，你最需要了解的事——肩部常见的困扰和不适

第5章　肩关节的类型和检查方法

第6章　不同类型肩关节的康复训练

第7章　肩关节功能改善训练

肩胛提肌是隐藏的
肩部僵硬肌

颈部下端和肩峰之间是最容易感觉到僵硬的位置。用手能摸到的紧张肌肉，是处于表层的斜方肌。所以，很容易形成肩部僵硬等于斜方肌紧张的想法，从而只对斜方肌进行牵拉。但是，这样不足以改善顽固的肩部僵硬。原因在于，处于斜方肌深层的肩胛提肌没有被拉伸到。

牵拉动作对于斜方肌这种表层肌肉有明显效果。但是像肩胛提肌这样处于深层的肌肉，如果不在靠近骨骼的位置进行放松，很难恢复肌肉的柔韧性。

筋膜的粘连
会导致肩部僵硬

之所以说肩胛提肌是隐藏的肩部僵硬肌，还有一个理由是筋膜的粘连。

肩部肌肉中，从肩胛提肌的肌腹到肌腱止点都很容易发生粘连。肩胛提肌是从脊柱走向肩胛骨的肌肉，从多节段颈椎处起始，肌束有三到四条。停止位置是在肩胛上角到内侧缘上部。最上方起始的肌束停止在最下方，然而，最下方起始的肌束却在最上方停止，就这样形成一种扭转交错的状态。这样扭转交错形成的肌束的筋膜的胶原纤维，原本是松弛地相互连接在一起。这种扭转连接可以让肌肉在运动的时候更具有整体性，但是如果总是不运动的话，就会相互结合，产生严重粘连。之后肌肉的运动会变得困难，血液流动滞涩，代谢废物也容易堆积在一起。这也是肩部僵硬的原因之一。

由于肩胛提肌在斜方肌的深层，即使发生粘连、活动变弱也不容易被注意到，因此若经常得不到及时的护理，粘连将会不断加剧。

肌束和肌腱
扭转交错的原因

像肩胛提肌这样止点处的肌束和肌腱结合在一起的肌肉，还有背阔肌、胸大肌、跟腱等。这些肌肉扭转结合的原因都集中于一点，就是扭转结合比肌束直行更适合也能更大地发力。

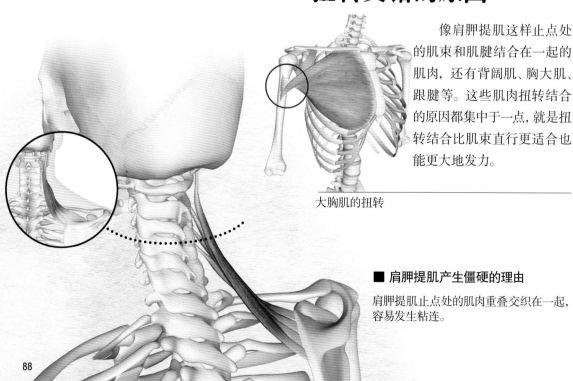

大胸肌的扭转

■ 肩胛提肌产生僵硬的理由
肩胛提肌止点处的肌肉重叠交织在一起，容易发生粘连。

如果对肩部僵硬放任不管会怎么样？

不起眼的肩部僵硬如果放任不管，有可能会发展成慢性功能障碍。

肩部的疼痛容易被忽略

比起腰部，肩部的疼痛不容易被重视。由于腰部一直支撑着身体的重量，所以当腰部不适时，骨骼以及神经都会有反应，很容易感觉到疼痛，也更容易对日常生活造成影响，所以更容易被关注到。

相反，肩部如果只是有些疲劳并且肩部疼痛处于可以忍受的程度时，往往会选择放着不管。再者，当我们觉得累的时候，会下意识地揉肩，这样也会对症状有改善，所以并不会有要根治的想法。但是，如果进入到慢性肩部僵硬阶段，其他部位也会出现疼痛。过了"僵硬"的阶段，神经症状可能会出现，除了患处剧烈的疼痛以外，还会有恶心、头疼等症状。有时可能单纯是肩部僵硬，实际也有可能隐藏着其他问题。当肩部僵硬的症状有所改善而疼痛却不见好转的时候，不要犹豫，快去医院就诊吧。

头疼　恶心

从头颈部回流到心脏的血液（从皮静脉回流的血液）会在肩部停留，并引发疼痛。

腰痛

如果支撑身体的背部肌肉（深层）变得僵硬，支撑身体的力量会失去平衡，姿势会变形走样，也有可能引发腰部扭伤。

■ 肩部僵硬与主要症状的关系

肢体冰凉

僵硬的部位血流变差由温热的血液不能被充分输送造成。通过肢体冰凉部位的神经、血管受到影响，肢体末端部也会出现冰凉的状况。反之，肢体冰凉也会引起肩部僵硬。

指尖发麻

受肩部僵硬的影响，斜角肌会变得紧张，支配手臂皮肤和肌肉的神经会受到压迫，从而出现指尖发麻的情况。

第1章　肩的构造

第2章　与肩有关的肌肉

第3章　肩的运动

第4章　关于肩关节，必须要了解的事——肩部常见的困扰和不适

第5章　肩关节的类型和检查方法

第6章　不同类型肩关节的康复训练

第7章　肩关节功能改善训练

肩部僵硬如何治疗?

改善肩部僵硬的4个有效方法。

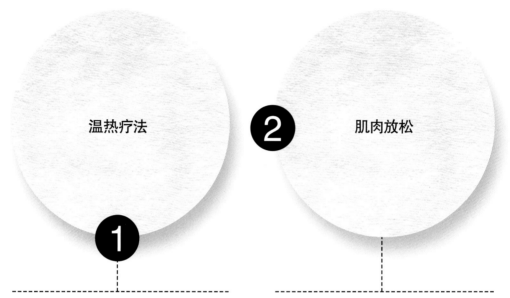

温热疗法 ①

②肌肉放松

僵硬部位的组织多表现为冰冷, 而增加热量会让血流状态有所改善。所以, 温热疗法会使胶原纤维变得柔软, 僵硬也会有所缓解。然而, 对于运动引起的急性肩部僵硬, 由于急性期患处会发热, 只在患部中心轻轻冰敷会很有效果。等患处温度下降后再采取温热疗法。

仅牵拉不足以完全改善慢性的疼痛以及僵硬的感觉。因为血液不能被输送到已经僵硬的部位, 肌肉不能进行收缩活动。在这样的状态下, 即使牵拉, 肌肉也不能活动。

那么这时最有效的方法就是放松肌肉。但是需要注意的是, 身体僵硬的部位, 血流状态不佳的位置往往处于深处, 所以我们要先对骨骼附近的结缔组织进行活动放松。也就是说, 只放松肩部表面的肌肉是不够的。如果不充分活动与肩胛带相连的肌肉, 运动就像是被踩了刹车一样。所以, 需要先放松胸廓的肌肉(附着于肋骨、椎骨、胸骨的肌肉)、脊柱周围的肌肉, 对胸廓和脊柱等身体的中心部位进行松解, 在这些肌肉和骨骼的活动范围得到足够的恢复后, 改善肩部僵硬的后续工作也会更加高效。

3

对肌肉进行按摩

肌纤维被像棉花糖一样的结缔组织束在一起，血管以及神经在其中通过。当棉花糖保持松软的时候，肌肉中的血液也将被顺利输送。对肌肉进行按摩的意义在于，将肌纤维周围的结缔组织软化，帮助恢复血液循环。换句话说，结缔组织的松软感改善了，血流也就改善了，僵硬也会得到改善。

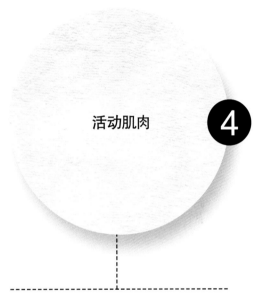

4

活动肌肉

在比较轻的负荷下，肌肉可以反复进行收缩以及松弛，这被称为泵作用。在此作用下，血液循环可被促进。

有氧运动可以让肌纤维的活动力增加。肌纤维的活动变得活跃后，工作的毛细血管增加，血流状态也会得到改善。

■ 在猪肉中也可以观察到结缔组织

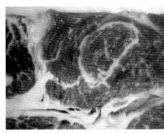

猪肩部的照片。包围着肌束的结缔组织（白色），也可以看见肌束间的结缔组织（白色）。因为是猪肉，白色部分大都是脂肪组织。

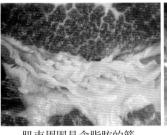

肌束周围是含脂肪的筋膜，呈多个薄层环绕状。

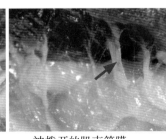

被拨开的肌束筋膜。可以看见极细的胶原纤维束以及经过其中的血管。

第1章 肩的构造

第2章 与肩有关的肌肉

第3章 肩的运动

第4章 关于肩关节，你需要了解的事——肩部常见的困扰和不适

第5章 肩关节的类型和检查方法

第6章 不同类型肩关节的康复训练

第7章 肩关节功能改善训练

肩部的运动障碍

肩部的问题多由运动引起。
在这里，我们将介绍一下运动造成肩部疾患的机制。

运动障碍

运动障碍是指在进行特定运动时所产生的障碍，多由身体的错误使用，以及局部的过度使用（过度利用）引起。

运动障碍由某运动特有的动作引起，所以运动的种类不同，症状也有所不同。过度使用是主要原因，但身体的使用习惯以及身体的姿势失衡也是诱因。

疼痛出现于工作到最后的部位

不限于肩部，"障碍"往往出现在工作到最后的部位，所以病因不局限于疼痛的部位。

大多数的运动障碍是某个部位被过度使用后被放任不管，肌肉变硬，动作变得僵硬，从而导致疼痛。此时弱化的肌肉先停止活动，弱肌群早早停止了工作，导致其他的肌群代偿性的工作。但是没过多久这些代偿肌也会疲劳，并停止工作。

■ 肩峰撞击综合征

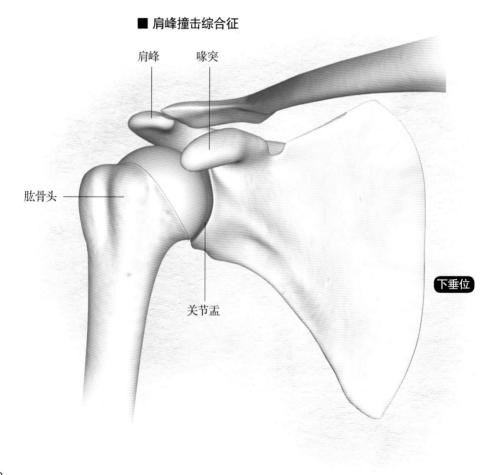

肩峰　喙突

肱骨头

关节盂

下垂位

像这样，从弱化的肌肉开始到全身，整体的运动功能都会变得低下。

当能工作到最后的肌肉也达到工作极限时，肌肉将完全停止工作。这个阶段时，基本上全身都会出现疼痛。

疼痛的源头本是最先停止工作的部位，但是由于停止太快，很容易忽视它。所以，反而很容易感受到努力坚持工作到最后一刻的部位的疼痛，但这个部位常常不是疼痛的直接原因。因此，只关注疼痛的部位，并不能解决根本性的问题。运动后，对参与运动的所有部位进行护理非常重要。

使肩部疼痛的动作

违背关节本身的运动时会产生压力，这也是导致障碍的原因。以肩部来说，肩峰撞击综合征就是一个例子。

肩峰撞击综合征是肩关节被迫向本来不该有的方向一直运动导致的障碍。

肩峰撞击综合征容易在手臂抬到同肩高的水平位置时，肩关节没有外旋的状态下，继续向上抬起手臂时引起。从肩关节的构造来说，上抬超过水平位置时，如果不进行外旋，则会导致骨骼之间相互碰撞。

像这样，做与关节活动范围不同方向的运动并反复活动时，关节会受伤，并朝着障碍的方向发展。

第1章 肩的构造

第2章 与肩有关的肌肉

第3章 肩的运动

第4章 关于肩关节，你需要了解的事——肩部常见的困扰和不适

第5章 肩关节的类型和检查方法

第6章 不同类型肩关节的康复训练

第7章 肩关节功能改善训练

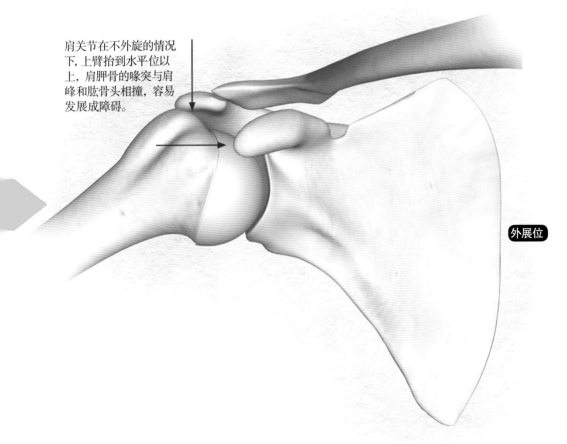

肩关节在不外旋的情况下，上臂抬到水平位以上，肩胛骨的喙突与肩峰和肱骨头相撞，容易发展成障碍。

外展位

棒球肩和基本体位的关系

第3章提到过的"基本体位"，是肩关节最稳定的位置，也是运动时最安全并且最有效率的位置。

对投球动作来说，维持在基本体位投球最不容易受伤。但是，反复投球后，肩部肌肉通常会疲劳，很难一直维持基本体位。在这样肌肉失衡的状态下继续投球，肩关节会慢慢产生疼痛，即形成所谓的"棒球肩"。

基本体位是负荷最小并且能发挥最大力量的位置，所以运动时如果能维持该体位，动作质量会很高。反之，如果偏离该体位，特定肌肉的负担会过大，反复运动就会引起障碍。

确保基本体位的关键是骨骼

维持基本体位不可或缺的骨骼是肩胛骨，以及支撑肩胛骨的锁骨。

肩胛骨与躯干并没有直接相连，像浮在背部肌肉之间。斜方肌、肩胛提肌等肌肉帮助肩胛骨固定在躯干上。这些肌肉如果疲劳将导致肩胛骨活动不良、位置上移，肱骨上抬动作也将变得困难。

此外，处于腰背部的背阔肌对基本体位的维持也很重要。止点在肱骨的背阔肌，并不直接附着于肩胛骨，但通过肌腱的腱膜与肩胛下角连接。所以，如果背阔肌不活动，肩关节的活动也会受限制。

肩袖

肩袖是由肩胛下肌腱、冈上肌腱、冈下肌腱、小圆肌腱组成的板状肌腱，作用在于增强第2肩关节，防止肩关节脱位。

肩袖是肩关节障碍的多发地，也是第1关节腔（解剖学的关节腔）和第2关节腔（肩峰下滑囊）之间活动范围最大的地方。以棒球肩为首，四十肩、五十肩等肩袖发炎的情况比较多。

甩手会引起肩痛

运动的时候，只有手臂发力的"手投"和"甩手"，不仅力量不足，同时也会对肩关节产生伤害。

使用全身的力气投球才是正确的。利用全身力量，以腰为支点，这样力会通过胸锁关节传到肩胛带，从而发挥更大的力量。腰部是支撑体重的地方，所以它的肌肉比肩部更加强壮。当腰部开始运动时，躯干就可以回旋并击打或抛出强大力量的球，而且肩关节的负担也会很小。

全身必须对涉及巨大力量的动作做好准备。以腰为支点，肩部向固定的方向运动。由于"手投"和"甩手"是从肱骨开始积极活动肩关节，因此很难施加很大的力，并且很容易伤害肩关节。

延迟性肌肉酸痛的原因

运动的时候，大量的血液从心脏输送出来。当运动停止时，血液量又会恢复正常。这样一来，运动后回流的血液减少，运动时产生的疲劳物质也将无法被回收。所以，运动后的低负荷运动（整理运动）可以让身体继续运动一会儿，帮助身体回收代谢产物。如果运动后的代谢产物一直残留，肌肉会浮肿，变得僵硬。

在低负荷运动过后，细胞外的疲劳物质会慢慢消失，但是细胞内部的一些疲劳物质会滞留。它们会缓慢地排到细胞外，所以第2天会出现肌肉酸痛的情况。

随着年龄的增长，肌肉酸痛会出现得更慢，这是由细胞向外排毒的能力（排泄能力）逐年衰减造成的。

所以，考虑到运动之后还有疲劳物质需要被排出体外，积极地做低负荷运动吧。只凭自然回收，运动后会出现浮肿和肌肉僵硬，而且更容易出现肌肉酸痛。低负荷运动的强度一般是正常运动时的40%左右。推荐采用比较轻的持续的活动，比如自我按摩和拉伸。

自我拉伸需要有意识地从骨骼深处开始，让处于深层的肌肉活动起来，拉伸的效果才更好。

第1章 肩的构造

第2章 与肩有关的肌肉

第3章 肩的运动

第4章 关于肩关节，你需要了解的事——肩部常见的困扰和不适

第5章 肩关节的类型和检查方法

第6章 不同类型肩关节的康复训练

第7章 肩关节功能改善训练

肩部障碍和年龄

四十肩、五十肩等随着年龄增长而产生的疾患还有很多。在这里，我们将从解剖学角度介绍肩部障碍和年龄的关系。

运动系统障碍

运动系统一般包括骨骼、肌肉、关节，以及与它们相关的其他构造。最近，皮肤（表皮真皮、皮下组织）也被看作是运动系统的一员。在日常生活中发生的运动系统障碍，多由年龄增长（老化型）以及运动不足（废用型）等引起。

四十肩、五十肩是较为常见的运动系统障碍，由肩袖肌群的损耗变薄、关节滑液缺少导致的磨损、肌腱和韧带变硬等一系列的连锁反应引起。

一旦某一部位运动不畅，如果不将其充分活动，该部位就会变得越发难以活动。但强行进行运动会对其他运动器官产生负担和伤害，所以提早采取适当的处理非常有必要。

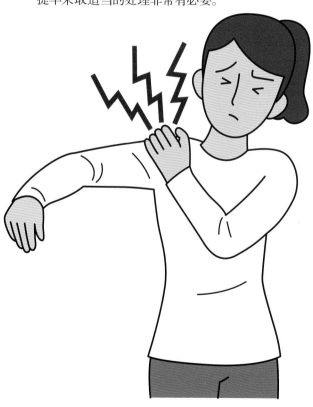

为何会产生四十肩、五十肩

四十肩、五十肩因为在四十岁、五十岁的中年人群中比较常见，由此得名，多指不能确定原因的肩部疼痛，医学上也就是肩关节周围炎（肩周炎）。

四十肩、五十肩相互之间并没有什么特别的区别。多数患者被症状困扰，患病原因不明。但大多数时候，年龄增长引起的身体功能低下，再加上"某种条件"就有了发病的契机。有某一天突然疼痛的情况，也有慢慢出现疼痛的情况。

四十肩和五十肩的典型特征是三角肌变得僵硬。三角肌僵硬的主要原因有废用性、运动性和神经性等。

废用性
由不运动引起的疼痛

即使年轻人也可能会出现四十肩和五十肩，也就是说无论年龄多大，肩部得不到充分运动就容易发生此类症状。这是由于身体不会对不使用的地方输送血液，血液通常会被输送到"有用"的地方。即使有毛细血管网，如果没有充足的血液流动，组织就会变冷变硬。神经末梢的血流不充分时，如果突然增加负荷，肌肉以及组织就会受损。

即使不做有负荷运动，如果有因强烈的疼痛感而醒来的情况，这通常也提示某个部位血流状态不佳。低温时，神经会变得敏感，温暖时，神经会变得迟钝。

当肌肉变硬、变得不方便运动的时候，如果强行使其运动，会适得其反。当拉伸也不能缓解肌肉紧张时，多是发生了肌肉的牵张反射，从而引起了肌肉的抵抗。这时，对肌肉的按摩放松比拉伸更重要。

运动性
由深层肌肉的慢性血流不良引起的疼痛

当运动后不做任何整理运动，代谢物质则不能排出，血流状态会恶化，肌肉也会变得僵硬并产生疼痛，从而影响运动能力。

按摩放松能改善肌肉的血液循环，但是，若放松不充分，也会引起慢性血流不良，反而会起到相反效果。

神经性
由紧张引起的疼痛

精神紧张、睡眠不足、全身发冷都是四十肩、五十肩产生的原因。肌肉本来处在随时可以收缩、微微紧张（肌肉的自然张力）的状态。这种紧张一旦过度会引起肌肉僵硬，这种僵硬有可能连按摩放松或者拉伸也无法改善。就算可以有一时的改善，但是可能马上又会回到原来的不良状态。若要改善这样的状态，必须要杜绝紧张。

因此，休养和保温非常重要。适当的保温可以缓解精神上的压力。而且，让产生炎症的部位休息的同时，对冷的部位进行加温，可以让大脑感知到的疼痛有所缓和。

随着年龄增长，为何肩部会越来越抬不起来？

年龄越大，肩部会越难举起来，这到底是为什么？原因如下。

首先，随着年龄增长，组织的柔软度变低，关节周围组织的弹性和延展性也会慢慢降低，"肩部变得不好用了"。身体和机器类似，不论使用与否，零件都会慢慢有损耗。虽然损耗不可避免，但是可以减缓损耗的速度。有意识地进行保护，损耗会有所改善。

第1章 肩的构造
第2章 与肩有关的肌肉
第3章 肩的运动
第4章 关于肩关节，你需要了解的事——肩部常见的困扰和不适
第5章 肩关节的类型和检查方法
第6章 不同类型肩关节的康复训练
第7章 肩关节功能改善训练

其次，肌肉的过度使用会堆积代谢物质。与运动员的肌肉过度使用不同，日常生活中也会有肌肉过度使用的情况。比如，长时间维持一个困难的姿势，局部的长时间收缩就会堆积代谢物质。而且随着年龄的增长，人体代谢能力会降低，年少时普通的动作也会变成过度使用肌肉的动作，就好像肌肉在被120%地使用。

最后，年龄的增长也会带来神经的反应迟钝，导致平衡能力低下。举起手臂会让重心升高，容易失去平衡。所以，有必要强化骨盆以及躯干的肌肉。但是还会出现以下这种情况，由于神经反应变慢，举手会容易失衡，为了保持平衡，就不再举手了。

"晨起身体僵硬"是年龄增长的迹象

年龄增长时，血液循环慢慢变坏，同时基础代谢降低，睡觉时肌肉会变冷，早起时肌肉会变得不容易动。但是这种情况会随着身体的运动慢慢改善。

睡着的时候，身体只进行最低限度的能量代谢活动。血液基本都在内脏流动。本来就有体温下降的倾向，加之肌肉和关节没有充足的血液流动，早上起来时就会觉得关节和肌肉冷且不容易活动。

像这样感觉到肌肉以及关节变冷的早上，要避免突然的剧烈运动。就算洗脸、刷牙这样不起眼的动作，突然的屈身、抬肘也会对腰背部产生负担，有腰部扭伤的风险。

可以活动的疼痛和不可以活动的疼痛

肩痛的时候，到底是活动好，还是等疼痛消失了再活动好？这个问题很让人困惑。

首先，如果第1次运动时有剧烈的疼痛，第2次可以试着慢一些活动。如果第2次运动相比第1次疼痛有所缓解，那我们认为这是可以活动的疼痛。第1次运动虽然出现僵硬、疼痛，但是由于接下来的慢慢的活动改善了局部的血液循环，疼痛也就消失了。

反之，越动越疼的话，就是不能动的疼痛。这时身体内部有异样的可能性比较大，活动可能会引起内出血或者使伤口扩大。这时不要犹豫，去找专门的医生就诊。

疼痛的程度因人而异。若是明确的外伤，就按照专业医生的指示静养。但静养之后，如果不在不疼的范围进行适度运动，可能会出现废用综合征，所以，除了运动时疼痛加剧的情况外，尽量地运动吧。

肩部是年轻的象征

飒爽英姿地走路有"肩部像在撇开风走"的说法。年纪大的人不容易这样走，因为肩部不容易动，走路时手臂也就不能随之大幅摆动了。

肩部通过手臂来调整姿势平衡。而后，脚的动作会联动起来。因为五十肩患者肩部不容易动，所以走路时手臂就不会自然摆动，腰部的平衡不好调整，步幅自然也会变小，老年人常见的"小碎步"就是如此。动作变小后，因为没有了跃动感所以看起来没那么年轻。再者，肩部活动不好也会影响颈部活动，这也是人看起来老的原因。

肩部与瘦身

活动肩胛骨就能瘦,是真的吗? 让我们从解剖学的角度来看看吧。

活动肩胛骨能瘦脸吗?

脸部血液在脸部表面通过皮静脉流动,与从头部表面回来的血管一同流向心脏。这些从头部以及脸部回流的血管,会流入颈根部的锁骨下静脉,连接颈部的肩如果产生僵硬,回流心脏的血流会变慢,静脉回流也会缓慢,导致脸部浮肿。

像这样脸部浮肿的情况,可以用活动肩胛骨的方式解决。随着肩胛骨的运动,锁骨下静脉周围的肌肉将会被放松,血液循环得到改善,肿胀的脸就会瘦下来。也就是说想要减少水肿达到瘦脸的效果,只靠按摩脸部是不够的,肩颈的运动也不可或缺,同时也要重视静脉的血液回流。

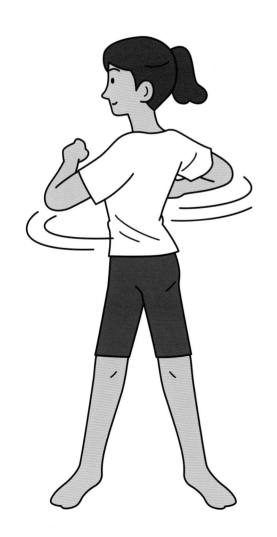

慢性的肩部僵硬会引起脸部下垂吗?

慢性的肩部僵硬通常伴随斜方肌和胸锁乳突肌的僵硬。肌肉僵硬时,其表面的皮肤也会变硬并丧失弹力,这与脸部下垂也有关系。

像斜方肌或胸锁乳突肌这样连接肩颈的肌肉如果变得紧张,在肩部上提的时候颈部会被向下拉扯。也就是说,面部的皮肤也会被向下拉伸,从而造成皮肤下垂的假象。所以,排除老化带来的自然变化之外,解决肩部僵硬后,肩部僵硬引起的面部皮肤松弛也会被消除。

肩胛骨与瘦身

肩胛骨如果不动,与肩胛骨联动的背阔肌和竖脊肌等背部肌肉的活动也会变差,从而造成脂肪堆积,赘肉也随之而来。

背部肌肉与骨盆相连,并通过骨盆与下肢肌肉相连。肩胛骨的运动恶化,受影响的不仅是上半身,包括下半身的肌肉都会受影响。因此,经常活动肩胛骨对激活全身的活动有积极的影响,同时赘肉也没那么容易堆积。

背部的臃肿,用"旋转"来解决

背部容易臃肿,特别是腋下到肩胛骨的区域,脂肪特别容易堆积。这些本来就很少运动的部位,并且在不容易看到的背部,很容易被忽略。

第1章 肩的构造

第2章 与肩有关的肌肉

第3章 肩的运动

第4章 关于肩关节,你需要了解的事——肩部常见的困扰和不适

第5章 肩关节的类型和检查方法

第6章 不同类型肩关节的康复训练

第7章 肩关节功能改善训练

减少背部脂肪比较有效的运动是"旋转运动"。

除了背部肌肉，很多肌肉都是斜向走行，只进行竖直方向的运动是不够的。比如，腋下的肌肉主要有肱三头肌长头、肩胛下肌，若对这些肌肉施加旋转的刺激，训练效果会很好。同时，进行旋转运动时，皮肤也会一起转，皮肤松弛也会得到改善。

如何避免肩痛

颈部僵硬、肩部僵硬、眼睛疲劳

颈部僵硬、肩部僵硬、眼睛疲劳常是相关联的。

读书、看电脑这样一直盯着一个点的时候，为了聚焦，头部常呈固定状态。稳定头部的肌肉多处于颈肩部。就是说读书、看电脑好像只是在用眼睛，实际上颈肩部的肌肉也会参与，而且经常会被过度使用。

长时间处于这样的姿势，稳定头部的肌肉会疲劳，头部也就会变得不稳定，进而眼睛的焦点不容易聚合，眼睛会变得疲劳。

如果放置不理会颈部僵硬、肩部僵硬以及眼睛疲劳，情况会持续恶化，进而可能出现头痛和恶心的情况，所以尽早解决这些僵硬和疲劳吧。

拿重物不累的方法

搬运重物的时候，如果收紧腋下搬运会更轻松。收紧与不收紧腋下时，手臂对于肩部施加的重力是不同的。如果不收紧腋下，手臂会不稳定，肩部的负荷除了行李的重量还会有手臂的重量。

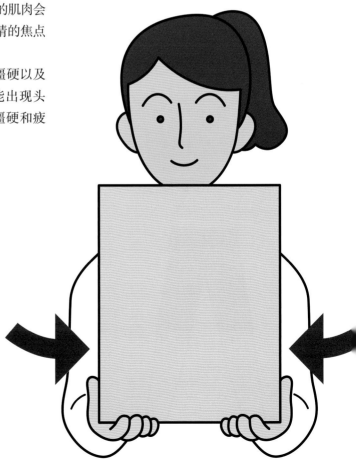

体重50kg的人，手臂的重量约为3.5kg。即使手臂的重量不会变动，但是手臂稳定性越差，肌肉所承受的负荷就会越大。在杠杆原理下，距离支点越远负荷就会越大，就会觉得越重。也就是说，手臂就会变成身体的负荷。

收紧手臂固定肱骨，当手臂处于稳定的状态时，就不会对身体产生额外的负担。否则，身体承受的手臂重量就会超过手臂本身，且都会由肩部承担。所以我们要收紧手臂，避免额外的负荷，用更省力的姿势来搬运重物。

现代人与肩部僵硬

家务劳动的减少可能会引起肩部的疾患。比起从前，我们的日常生活变得越来越方便了。擦地板、晾衣服、上下搬被褥等一些曾经常见的家务劳动，如今已经基本不做了。

这些家务劳动涉及举手等大幅度活动肩部的运动。如今轻松舒适的生活可以说是不使用肩部的生活，肩部活动量过低，肩部疾患发生的可能性就会增加。

骨盆的倾斜和肩部的倾斜（歪斜）

骨盆和肩部距离较远，乍一看似乎没什么联系，但实际上二者通过脊柱的骨骼、肌肉、筋膜相连，互相影响。因此，骨盆的倾斜会联动肩部，肩部的倾斜会联动骨盆。比如，骨盆的倾斜通过周围肌肉会直接影响肩胛骨的位置，进而影响肩部的活动。

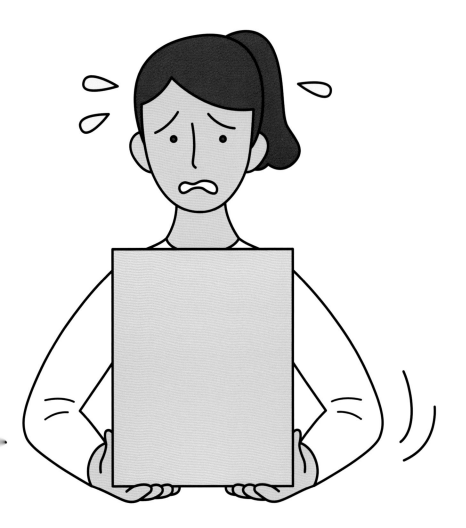

第1章 肩的构造

第2章 与肩有关的肌肉

第3章 肩的运动

第4章 关于肩关节，你需要了解的事——肩部常见的困扰和不适

第5章 肩关节的类型和检查方法

第6章 不同类型肩关节的康复训练

第7章 肩关节功能改善训练

欧美人没有肩部僵硬吗？

经常听说欧美人没有肩部僵硬的情况，这是真的吗？其实，这是种误解，原因在于欧美人与日本人关于肩部的概念不同。

欧美的肩是指在肩关节的皮肤覆盖范围内，从肩峰开始到肱骨头的部分。也就是说，欧美人所说的肩是以肩关节为中心的区域。

另一方面，日本人肩的概念是从肩峰突起的部位到颈根部这一区域。与欧美人的概念有些偏差，同时面积也更大。

欧美人虽然也有与肩部僵硬度类似的症状，但是没有肩部僵硬的认知，所以会被认为没有肩部僵硬。欧美有"肩部疼痛"的词语，但是单指肩峰深层也就是肩关节的疼痛，这与日本人所说的肩部僵硬不同。

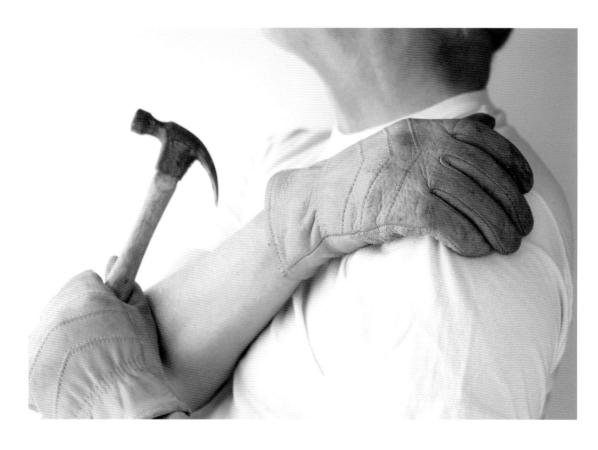

第 **5** 章

肩关节的类型和检查方法

　　本章介绍了肩关节类型的检查方法，而了解肩关节的类型有助于改善肩关节的各种不适。

肩关节和姿势

肩关节的位置与姿势密切相关。
通过改善肩关节的位置可以使姿势变好，也更容易改善肩关节
僵硬等问题。

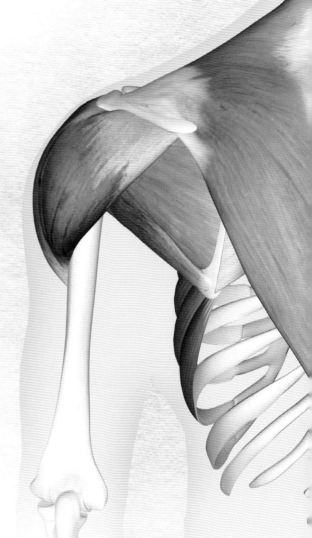

肩关节的类型

　　人的肩关节有很多类型，代表类型有耸肩和溜肩。这些类型主要分为2种：骨骼性的（先天性）类型；肌肉状态变化引起的（后天性）类型。

　　在肌肉状态变化引起的类型中，斜方肌的发达程度有着很大的影响。附着于颈部底部的斜方肌发达时会显得很饱满，肩关节看起来就像溜肩。相反的，斜方肌如果不发达，颈部底部就会很精瘦，肩关节看起来像耸肩。

　　此外，肩胛提肌和菱形肌短缩时（肌肉处于收缩状态时变短），也会使肩关节看起来像溜肩。肩胛提肌和菱形肌的止点在肩胛上角至下角的内侧缘，当它们收缩时内侧缘被向内上方提起，外侧的肩关节会有下沉的感觉。

肩关节的状态和身体的不适

　　耸肩或溜肩本身没有大问题。但是，过度的耸肩和溜肩有可能是一部分的肌肉纤维短缩的结果，不予理会容易引起肩部的不适。

　　此外，需要重视有左右高度差的耸肩。左右肩关节的高度不同，脊柱会歪斜，为了保持身体的平衡，躯干的肌肉可能也会歪斜。甚至，与躯干的肌肉相连接的骨盆也会变得歪斜。

根据肌肉状态区分肩关节类型

如果斜方肌很发达，颈部底部会很饱满，看起来像溜肩。
肩胛提肌和菱形肌一直处于收缩状态时，看起来也像溜肩。

第1章 肩的构造

第2章 与肩有关的肌肉

第3章 肩的运动

第4章 肩部肌肉的困扰和不适——关于关节必然要了解的事

第5章 肩关节的类型和检查方法

第6章 不同类型肩关节的康复训练

第7章 肩关节功能改善训练

了解肩关节类型是改善肩部僵硬的捷径

了解自己的肩关节姿势异常类型，是改善肩关节不适的捷径。因为每个人肩关节僵硬的方式不同，解决方法也要因人而异。总之，高低肩和溜肩虽然都是肩关节僵硬，但改善的方法各不相同。

接下来介绍的肩关节类型的检查方法，会帮助我们改善肩部不适。之后在第6章介绍肩关节的练习方法，会帮助我们了解自己的肩关节类型以及相应的练习方法，训练的效果也会更好。

检查方法分为姿势检查和动作检查两个部分。姿势检查，是通过观察外观来了解肩关节歪斜的类型。动作检查，与外观看到的歪斜无关，而是检查肌肉是否在正常工作。检查分为动作和静止两个方面，可以确认肩关节是否在正常位置，是否处于正常的工作状态。

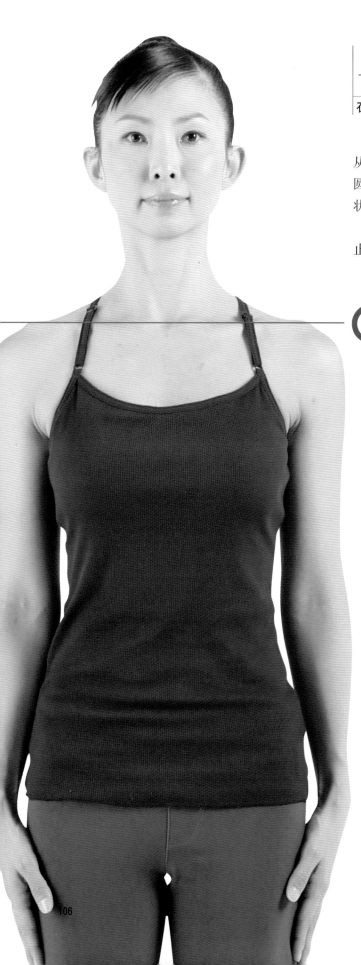

姿势检查

在静止姿势，检查肩关节的位置。

检查姿势，看肩关节是否在正常的位置：从正面看两肩的高度；从侧面看驼背（即弯腰、圆背）的状态；从仰卧位看脊柱的侧凸、扭斜状态。

通过这3个体位的姿势检查，可以了解静止姿势下肩关节的类型。

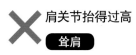

○ 左右肩关节高度基本一致

✗ 肩关节抬得过高

耸肩

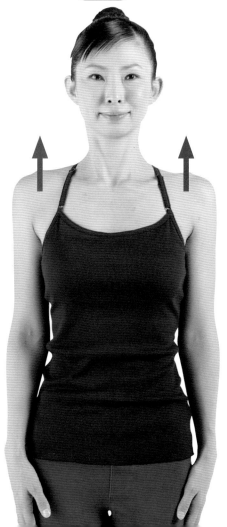

左右肩的
高度检查（前面观）

　　检查左右肩的高度是否处于平衡状态。

　　看左右肩的高度是否一样？检查相同状态下两肩是否上提过高？下降得是否过低？

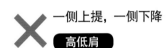

姿势检查

①

第1章
肩的构造

第2章
与肩有关的肌肉

第3章
肩的运动

第4章
关于肩关节，你必须要了解的事——肩部常见的症状和不适

第5章
肩关节的类型和检查方法

第6章
不同类型肩关节的康复训练

第7章
肩关节功能改善训练

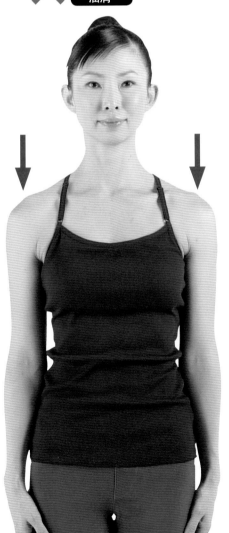

✕ 肩关节下降过低
【溜肩】

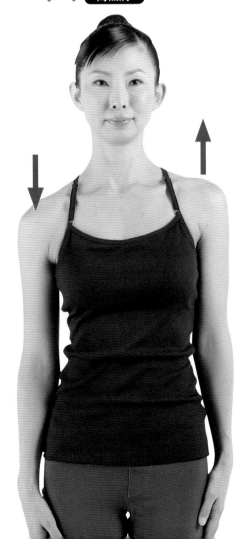

✕ 一侧上提，一侧下降
【高低肩】

耳朵与肩的位置
检查（侧面观）

耳孔和肩峰的连线如果与
地面垂直，说明还没有驼背。

正常的位置是耳孔与肩峰的连
线与地面垂直

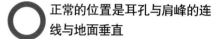

与耳朵相比，肩关节在前面

驼背/"八"字形肩胛骨

与耳孔相比，肩峰如果在前面就是驼背，从后背看，
肩胛骨呈"八"字形。

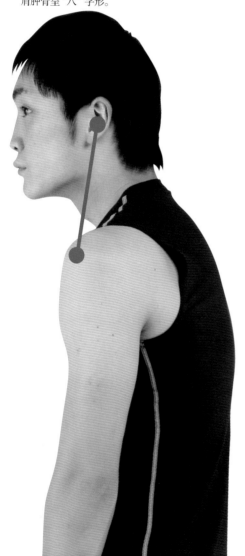

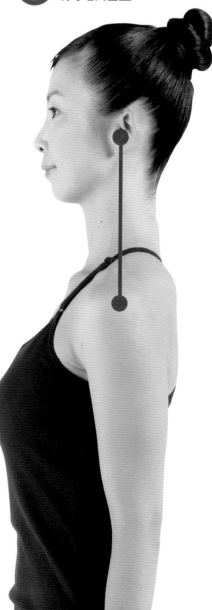

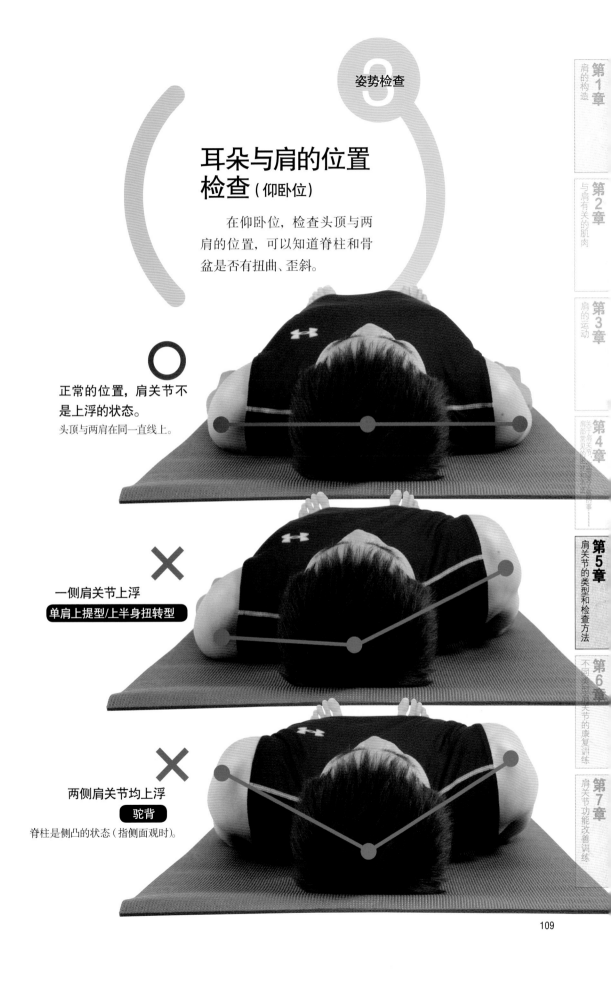

耳朵与肩的位置
检查（仰卧位）

在仰卧位，检查头顶与两肩的位置，可以知道脊柱和骨盆是否有扭曲、歪斜。

○

正常的位置，肩关节不是上浮的状态。
头顶与两肩在同一直线上。

✕

一侧肩关节上浮
单肩上提型/上半身扭转型

✕

两侧肩关节均上浮
驼背
脊柱是侧凸的状态（指侧面观时）。

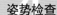

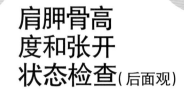

肩胛骨高度和张开状态检查（后面观）

这种检查方法可以用来分析左右侧肌肉是否存在失衡。提重物时总是用同一侧的人容易出现左右差。经常上提肩关节，肩胛骨更容易向外张开。

肩胛骨左右不对称类型

因为左右肩关节的高度不同，所以肩胛骨的高度和张开状态左右不对称。

正常

肩胛骨左右不对称类型

肩关节的高度虽然相同，但因为脊柱侧凸，肩胛骨的高度和张开的状态左右不对称。

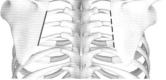

110

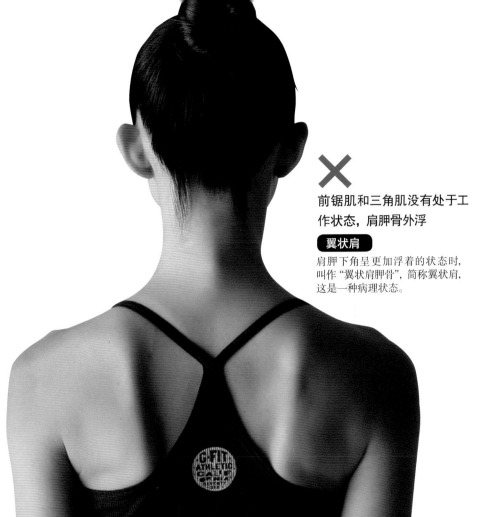

✕

前锯肌和三角肌没有处于工作状态，肩胛骨外浮

翼状肩

肩胛下角呈更加浮着的状态时，叫作"翼状肩胛骨"，简称翼状肩，这是一种病理状态。

姿势检查
5

肩胛骨外浮状态检查（背面观）

通过这项检查可以知道躯干的肌肉是否处于正常工作状态。如果前锯肌没有正常工作，肩胛骨则处于外浮状态。

第1章 肩的构造

第2章 与肩有关的肌肉

第3章 肩的运动

第4章 关于肩关节，肩部常见的疾病及诊断

第5章 肩关节的类型和检查方法

第6章 不同类型肩关节的康复训练

第7章 肩关节功能改善训练

动作检查

检查肩关节是否可以在正常范围内运动。

肩关节是否能正常运动，要看动作检查。肩关节出现动作异常时，有可能是主动肌弱，也可能是被牵伸的阻抗肌的柔韧性低，又或是两者兼有。像这样的肌肉失衡都会引起肩关节的不适。

动作检查 **1**

两手上举时能合掌吗?

这可以检查肩胛带周围的肌肉是否都在正常工作。手臂经过耳旁，两手正好能在头顶合掌，说明肩关节处于正常工作状态。

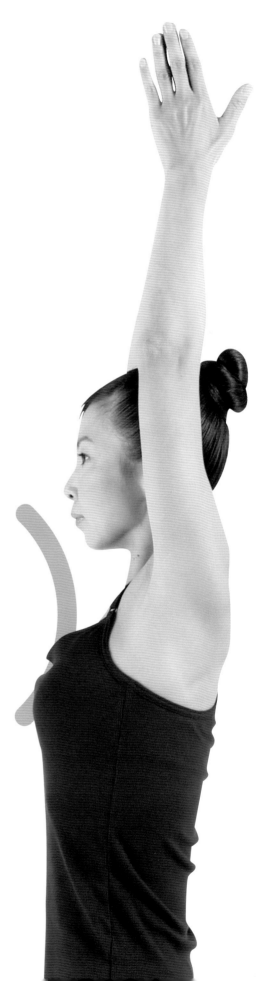

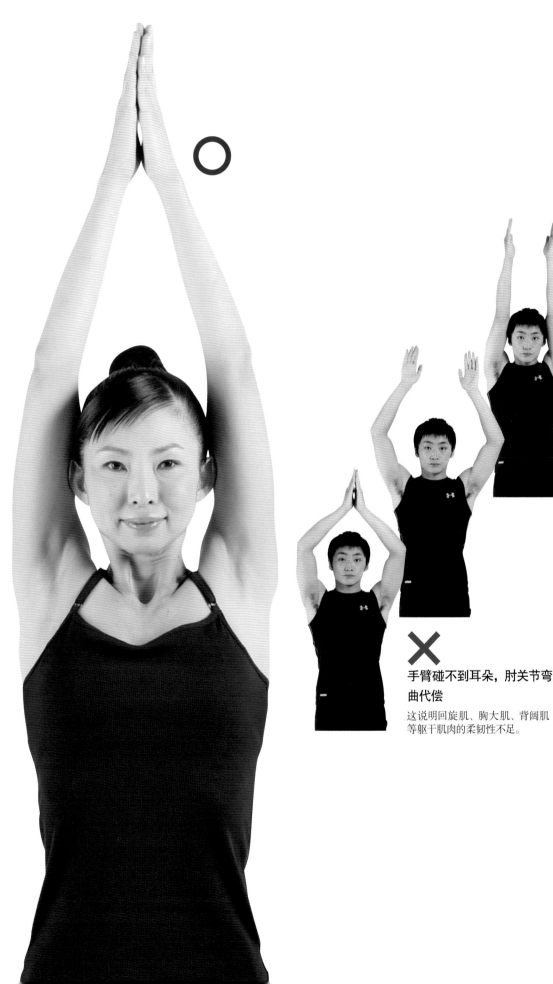

手臂碰不到耳朵，肘关节弯曲代偿

这说明回旋肌、胸大肌、背阔肌等躯干肌肉的柔韧性不足。

第1章 肩的构造

第2章 与肩有关的肌肉

第3章 肩的运动

第4章 来于肩关节、机械臂子臂的事——前臂常见的疲机机不足

第5章 肩关节的类型和检查方法

第6章 不同类型肩关节的康复训练

第7章 肩关节功能改善训练

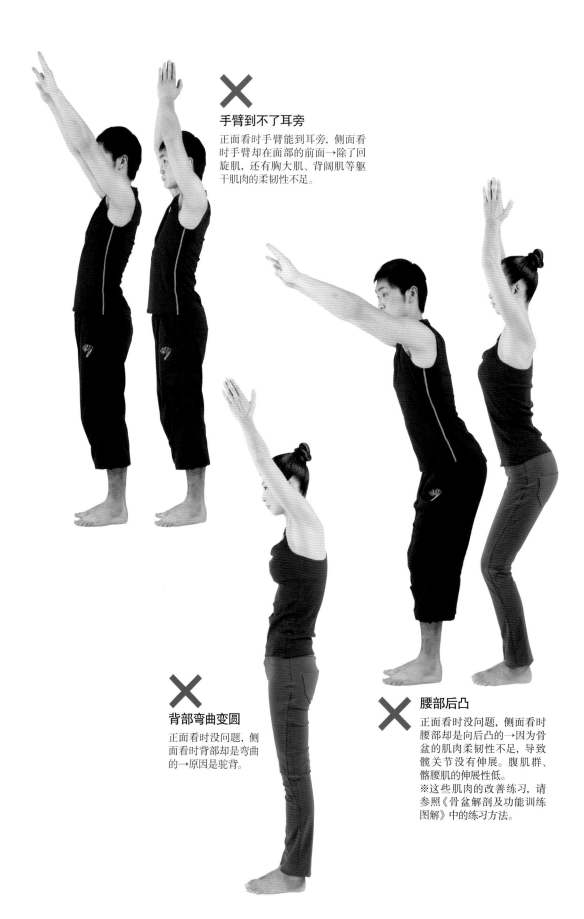

✗ 手臂到不了耳旁

正面看时手臂能到耳旁，侧面看时手臂却在面部的前面→除了回旋肌，还有胸大肌、背阔肌等躯干肌肉的柔韧性不足。

✗ 背部弯曲变圆

正面看时没问题，侧面看时背部却是弯曲的→原因是驼背。

✗ 腰部后凸

正面看时没问题，侧面看时腰部却是向后凸的→因为骨盆的肌肉柔韧性不足，导致髋关节没有伸展。腹肌群、髂腰肌的伸展性低。

※这些肌肉的改善练习，请参照《骨盆解剖及功能训练图解》中的练习方法。

肩胛骨能相互靠近吗?

由此可以知道肩胛骨在背部能否正常活动。

动作检查2

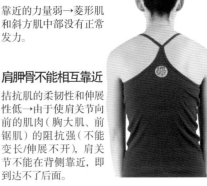

✗ 肩胛骨不能相互靠近
靠近的力量弱→菱形肌和斜方肌中部没有正常发力。

✗ 肩胛骨不能相互靠近
拮抗肌的柔韧性和伸展性低→由于使肩关节向前的肌肉(胸大肌、前锯肌)的阻抗强(不能变长/伸展不开),肩关节不能在背侧靠近,即到达不了后面。

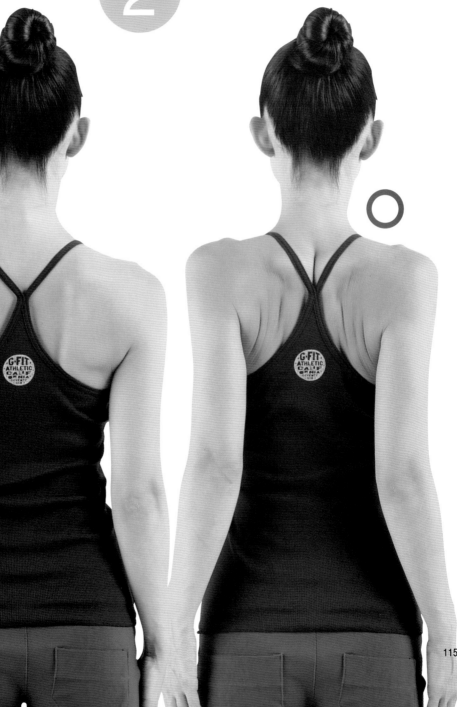

第1章 肩的构造

第2章 与肩有关的肌肉

第3章 肩的运动

第4章 关节盂唇损伤、盂唇囊肿等引起的功能障碍和不适

第5章 肩关节的类型和检查方法

第6章 不同类型肩关节的康复训练

第7章 肩关节功能改善训练

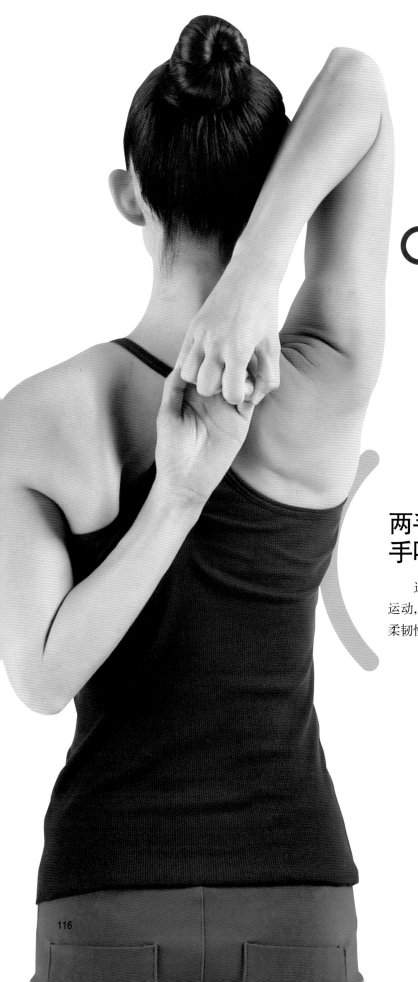

两手能在背后握手吗?

　　这个动作是肩关节的复合运动, 所以对肩关节周围肌肉的柔韧性和伸展性要求较高。

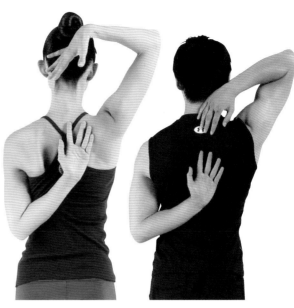

不能

尤其是上面的手伸不下来
（背不过来）

→因为大菱形肌和大圆肌的柔韧性
不足，前锯肌的力量弱，肩胛骨不
容易外旋。肩胛下肌、肱三头肌的
柔韧性和伸展性也不足。

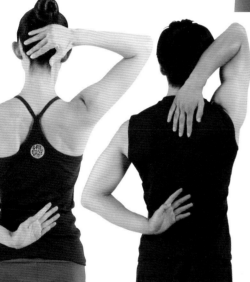

不能

尤其是下面的手够不上去

→使胳膊内旋的肌肉，三角肌前部、大
圆肌的力量弱。肱二头肌、肱三头肌、
三角肌中部、三角肌后部的柔韧性和伸
展性低。

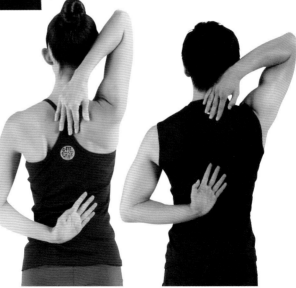

不能

上面的手伸不下来
下面的手够不上去

→以上原因都包括在内。

第1章 肩的构造

第2章 与肩有关的肌肉

第3章 肩的运动

第4章 关于肩关节、肩部常见的医疗不适……

第5章 肩关节的类型和检查方法

第6章 不同类型肩关节的康复训练

第7章 肩关节功能改善训练

不想让肩部变得僵硬，就把肌肉变得柔软吧

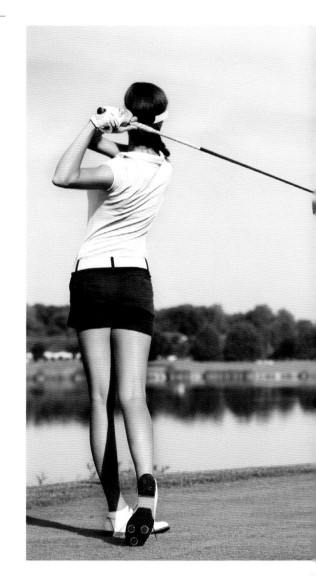

　　有时我们会觉得好像是"肌肉量少，肩部就容易变得僵硬"，或者"肌肉发达的人，肩部就不容易变僵硬"等，但实际上肌肉量的多少与肩关节僵硬并没关系。虽然肌肉的量多能更省力，在同样的情况下肩关节更不容易疲劳，但大多数肩关节僵硬是由肌肉失去柔韧性和延展性所引起。

　　比如肌肉非常发达的运动员也有肩部僵硬的情况。因为在运动和日常生活中使用肌肉后，如果不将血液循环恢复到很好的状态，代谢物质就会蓄积下来，从而使肌肉的柔韧性降低。

　　此外，脱水也是肌肉柔韧性降低的原因。平常不怎么摄取水分的人，身体接近脱水的状态，肌肉也不容易收缩来运动，因此就容易使肩部变得僵硬。

　　不管肌肉量的多少，或是溜肩、高低肩，只有肌肉柔韧性好、容易伸展才能避免肩部僵硬。

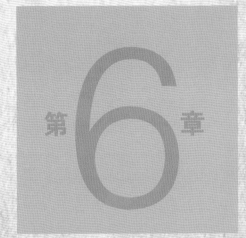

不同类型肩关节的康复训练

本章将介绍与不同类型肩关节相适应的功能改善锻炼。尽管某些长期不良姿势无法立即得到改善，但当我们每天一点一点地锻炼后，可以逐渐感觉到姿势的惊人变化。

1 耸肩

耸肩本身不是大问题，但耸肩严重时，作为肩上提肌的斜方肌等肌肉会紧张而僵硬，作为肩下降肌的背阔肌等肌肉不起作用。为改善这种症状，可以放松并拉伸肩上提肌，增强肩下降肌。

由于肩下降肌可能同时紧张和僵硬，因此同时进行这些肌肉的松弛和伸展运动会更有效果。

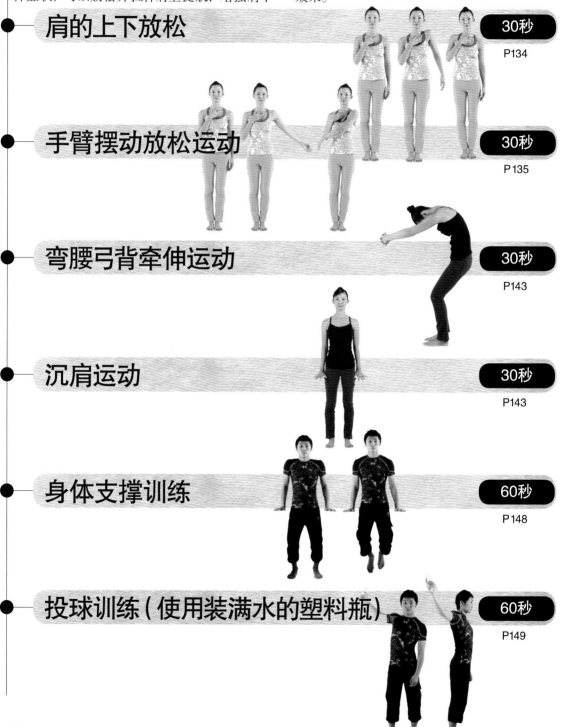

肩的上下放松   30秒   P134

手臂摆动放松运动   30秒   P135

弯腰弓背牵伸运动   30秒   P143

沉肩运动   30秒   P143

身体支撑训练   60秒   P148

投球训练（使用装满水的塑料瓶）   60秒   P149

第1章 肩的构造

第2章 与肩有关的肌肉

第3章 肩的运动

第4章 关于肩关节，你需要了解的事——前都常见的疾病和不应

第5章 肩关节的类型和检查方法

第6章 不同类型肩关节的康复训练

第7章 肩关节功能改善训练

2 溜肩

由于斜方肌的发达，部分人的肩关节有时会看起来像溜肩。肩胛提肌和菱形肌缩短时也会使肩关节产生溜肩的效果。严重情况下，可以通过放松肩上提和下降的肌肉，进行平衡训练，改善溜肩程度。

胸部"8"字放松运动

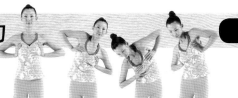

30秒

P145

滚动放松运动（使用体操球）

60秒

P147

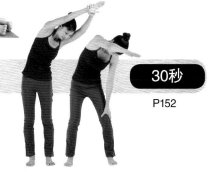

斜向下牵伸

30秒

P152

仰卧伸展运动（使用体操球）

60秒

P153

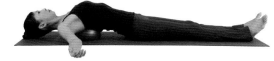

肩的上下运动

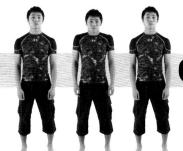

60秒

P139

肩的上下运动（使用弹力带）

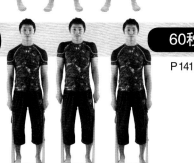

60秒

P141

3 高低肩——单肩上提

高低肩中上侧肩看起来像耸肩，下侧肩看起来像溜肩，这是由左右肩关节肌肉张力不同导致。改善单肩上提时，可以分别放松肩上提肌肉和下降肌肉。如果左右肩的肌肉力量差异较大，可以根据需要调整肌肉力量的偏差进行组合练习。

上半身的"8"字放松运动　30秒　P136

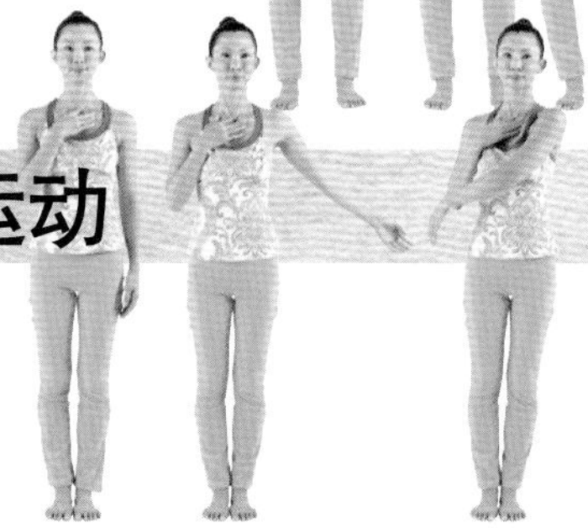

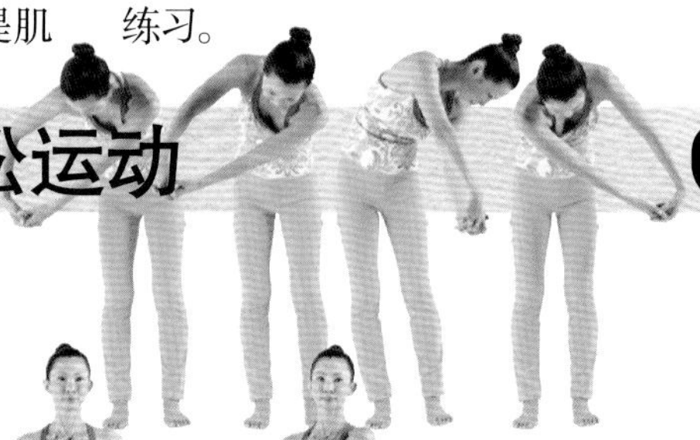

手臂摆动放松运动　30秒　P135

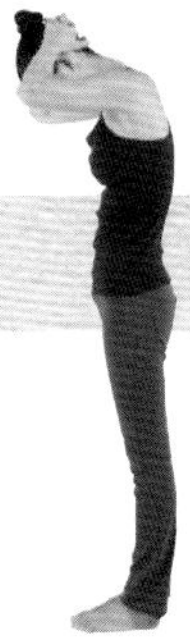

抱头牵伸运动　30秒　P143

按摩放松（使用泡沫轴）　60秒　P167

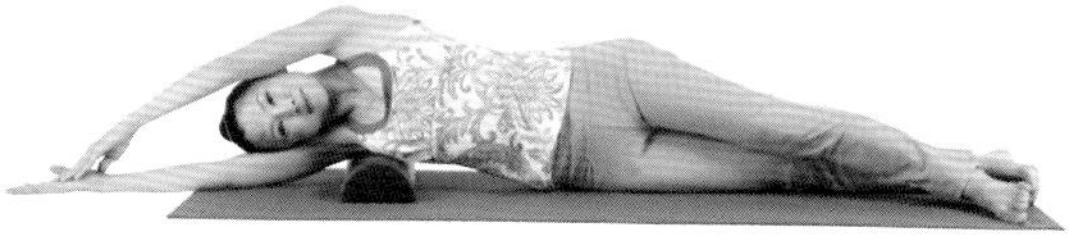

倾斜牵伸、斜向下牵伸　30秒　P152

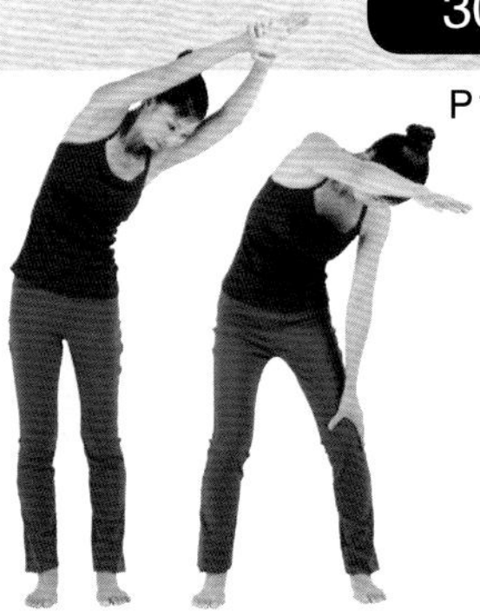

增强肌力可参考第7章中肩的上下运动、投球训练等内容。

第1章 肩的构造

第2章 与肩有关的肌肉

第3章 肩的运动

第4章 关于肩关节、肩部常见的损伤和不适

第5章 肩关节的类型和检查方法

第6章 不同类型肩关节的康复训练

第7章 肩关节功能改善训练

4 高低肩——上半身扭转

上半身扭转的原因可以认为是左右躯干肌肉的张力不同。放松并牵伸躯干肌肉的张力可以调节左右差异。

上半身的"8"字放松运动　30秒　P136

胸部"8"字放松运动　30秒　P145

跪位摆动放松（使用平衡球）　60秒　P138

摆动放松运动（使用平衡球）　60秒　P146

弯腰弓背牵伸运动　30秒　P143

倾斜牵伸、斜向下牵伸　30秒　P152

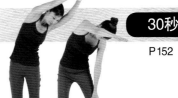

5 驼背/"八"字形肩胛骨

驼背可能是由于胸大肌、前锯肌等肌肉紧张将肩部向前拉，或者由于菱形肌、背阔肌等无力，肩胛骨呈"八"字形展开。

放松胸大肌、前锯肌等肌肉，做伸展运动，锻炼菱形肌、背阔肌等，调整肌肉平衡，改善驼背或"八"字形肩胛骨

胸部"8"字放松运动
30秒
P145

肘关节上下环转放松运动
60秒
P190

滚动放松运动（使用体操球）
60秒
P147

仰卧伸展运动（使用泡沫轴）
60秒
P153

肩外旋肌群训练
30秒
P157

伸缩训练（使用弹力带）
30秒
P150

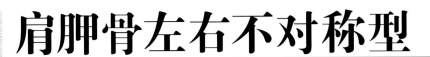

肩胛骨左右不对称型

这是由于肩胛骨周围的肌肉处于左右不平衡的紧张状态,可以通过牵拉运动放松肩胛骨周边的肌肉调整左右差异。

颈部前倾放松运动

30秒

P185

手臂摆动放松运动

30秒

P135

摆动放松运动(使用体操球)

60秒

P184

毛巾牵伸运动

30秒

P162

手背并拢式牵伸运动

30秒

P161

沉肩运动

30秒

P143

第1章 肩的构造

第2章 与肩有关的肌肉

第3章 肩的运动

第4章 关于肩关节、体操要领与肩的事……肩部常见的困扰和不适

第5章 肩关节的类型和检查方法

第6章 不同类型肩关节的康复训练

第7章 肩关节功能改善训练

动作检查①（双手上举合掌）

手臂碰不到耳朵（肘关节弯曲代偿）、手臂向前伸出

考虑胸大肌、背阔肌、前锯肌等躯干肌肉的
柔软性不足，放松这些肌肉，让它们伸展。

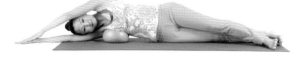

肩部环转放松运动（使用体操球）

30秒

P156

手背并拢式牵伸运动

30秒

P161

滚动放松运动（使用体操球）

60秒

P147

仰卧伸展运动（使用体操球）

60秒

P153

毛巾牵伸运动

30秒

P162

抱球式牵伸运动（使用平衡球）

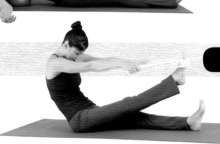

30秒

P162

第1章 肩的构造
第2章 与肩有关的肌肉
第3章 肩的运动
第4章 关于肩关节常见的困扰和不适
第5章 肩关节的类型和检查方法
第6章 不同类型肩关节的康复训练
第7章 肩关节功能改善训练

8

动作检查②（双侧肩胛骨相互靠近）

肩胛骨无法相互靠近

两侧肩胛骨靠近不充分时，考虑是因为菱形肌和斜方肌中部不能正常发力，或者其拮抗肌僵硬，也就是胸大肌、前锯肌僵硬，也可能这两方面都有。改善时，可放松和伸展胸大肌和前锯肌，并增强菱形肌和斜方肌中部肌力。

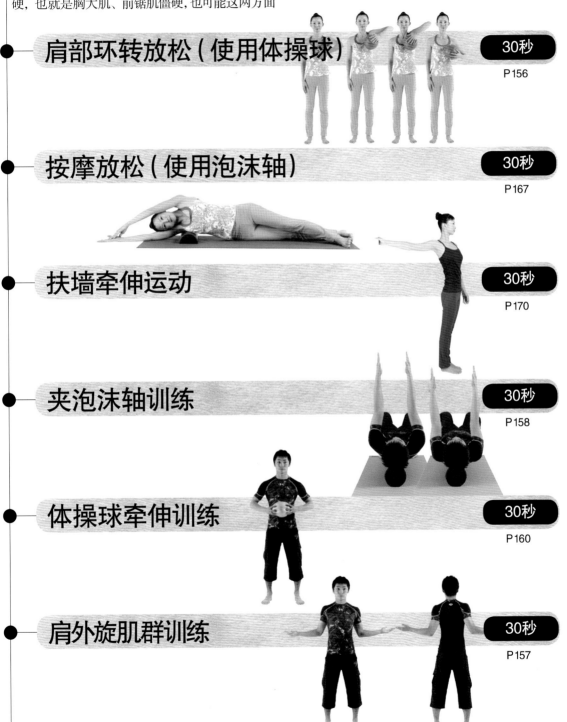

肩部环转放松（使用体操球） | 30秒 P156

按摩放松（使用泡沫轴） | 30秒 P167

扶墙牵伸运动 | 30秒 P170

夹泡沫轴训练 | 30秒 P158

体操球牵伸训练 | 30秒 P160

肩外旋肌群训练 | 30秒 P157

动作检查③（背后双手握手）
上面的手伸不下来

考虑菱形肌、大圆肌、肩胛下肌、肱三头肌等柔韧性不足，以及前锯肌肌力弱，肩胛骨难以上回旋。可以通过以下运动改善。

上半身的 "8" 字放松运动
30秒
P136

倾斜牵伸、斜向下牵伸
30秒
P152

弯腰弓背牵伸运动
30秒
P143

"捻球式" 牵伸运动（使用平衡球）
30秒
P181

摆动放松运动（使用平衡球）
30秒
P146

体操球挤压训练
60秒
P169

10 动作检查③（背后双手握手）
下面的手够不上去

考虑肱二头肌、肱三头肌、三角肌中部、三角肌后部柔韧性不足，三角肌前部、大圆肌肌力弱，肩关节难以内旋。可以通过以下运动改善。

肘关节上下环转放松运动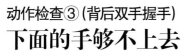
30秒
P190

"接力棒式"牵伸运动
30秒
P180

"鞠躬式"牵伸运动
30秒
P182

前臂并拢训练
30秒
P176

"Y式"和"W式"训练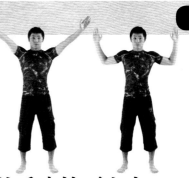
30秒
P179

11 动作检查③（背后双手握手）
上面的手伸不下来，下面的手也够不上去

结合上述9和10进行练习。

第7章

肩关节功能改善训练

本章将根据第6章介绍的不同类型肩关节的康复训练，以放松、肌力强化、牵伸3个主题分别详细介绍改善肩关节功能的运动训练。

放松训练

放松的目的是保证肌肉（特别是深层的肌肉）和关节内的血液循环畅通。

放松的训练动作包含有牵伸肌肉的牵伸要素和使肌肉短缩的收缩要素，以及使肌肉不发力的要素。这些要素的结合，使得肌肉放松，从而促进肌肉中的血液流动，改善血液循环，让氧气和营养顺利通过，使得运动条件变得更好，为再次运动做好准备。

肌力强化

肌力强化的目的是增强肌肉力量，促进神经与肌肉间的协同运动。肌肉收缩的刺激确保了血液循环的正常运转，同时向神经传递信息变得更加顺畅。

日常的基本活动已为身体提供足够的肌力。但身体可以进行"节能活动"，因此，如果身体不再进行正常活动，就会出现"废用性"的肌力低下。

此外，肌肉力量薄弱（肌力低下）也意味着身体没有余力。在没有余力的状态下，随着活动时间的增加，身体将承受沉重的负荷，如果超过阈值则身体无法很好地应对。进行肌力训练可以确保身体即使面对突然的变化，也有足够的余力进行控制。

牵伸

牵伸训练是指将肌肉牵伸拉长到放松为止。

在肌肉被拉伸期间，肌肉中有抵抗拉伸的紧张（伸缩性收缩）。在肢体不发力的状态下促使血管从挤压中解放出来，血液可以一下子畅通，这就是改善血液流动的牵伸运动。

缓解肌肉紧张方法有两种：一是收缩后进入到不发力的状态；二是充分牵伸后再进入到不发力的状态。牵伸运动是拉伸后放松，两种方法交替进行时，牵伸效果会更好。

牵伸（stretch）和拉伸（stretching）的区别

Stretch是英语圈的人们日常生活中常用的词语，有拉长、拽宽、撑大、抻松、弹性（或弹力）拉紧、拉直、绷紧等广泛的含义。在体育运动和康复训练中意味着对身体的肌肉牵伸或牵拉。

Stretching是stretch的现代分词形式，表示牵伸或拉伸的意思，在体育运动和康复训练中表示牵伸技术的情况和以牵伸运动为主要目的的运动等。

本书使用的牵伸运动这个词，不局限于特定技术，而表示自由地牵伸身体。

牵伸的种类

在牵伸运动中，除了慢慢进行的静态牵伸运动和快速、反复动态（弹道）牵伸运动（fast/ballistic stretching）之外，还应用了康复训练领域的本体感觉神经肌肉促进法（Proprioceptive Neuromuscular Facilitation, PNF）牵伸运动。

肩上提
肌肉的训练

主要目标肌肉：斜方肌、肩胛提肌、菱形肌

放松训练

1. 肩的上下放松运动
2. 手臂摆动放松运动
3. 上半身的"8"字放松运动
4. 跪位摆动放松（使用平衡球）

肌力强化

1. 肩的上下运动
2. 肩的上下运动（使用装满水的塑料瓶）
3. 肩的上下运动（使用弹力带）

牵伸运动

1. 头部侧倾牵伸运动
2. 抱头牵伸运动
3. 弯腰弓背牵伸运动
4. 沉肩运动

肩上提肌肉的放松训练

上提肩的肌肉比下降肩的肌肉力量更强,当这两组肌肉都收缩固定时,肩将会朝向更有力的方向倾斜。因而需要通过放松训练来预防肩过度上提。

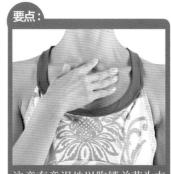

要点:

注意有意识地以胸锁关节为支点进行锁骨上下移动

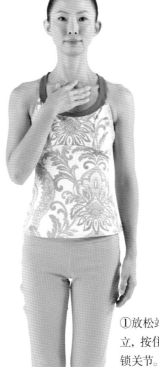

①放松站立,按住胸锁关节。

②一边吸气一边将锁骨斜向拉起,慢慢地抬起肩。

A-01
肩的上下放松运动

肩部上提(抬肩)的时候,斜方肌、肩胛提肌、菱形肌同时收缩,作为拮抗肌的背阔肌被拉伸。相反,肩部下降的时候,背阔肌收缩,斜方肌等肌肉被拉伸。像这样的反复收缩和拉伸可以促进血液循环,放松肌肉。

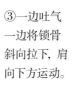

③一边吐气一边将锁骨斜向拉下,肩向下方运动。

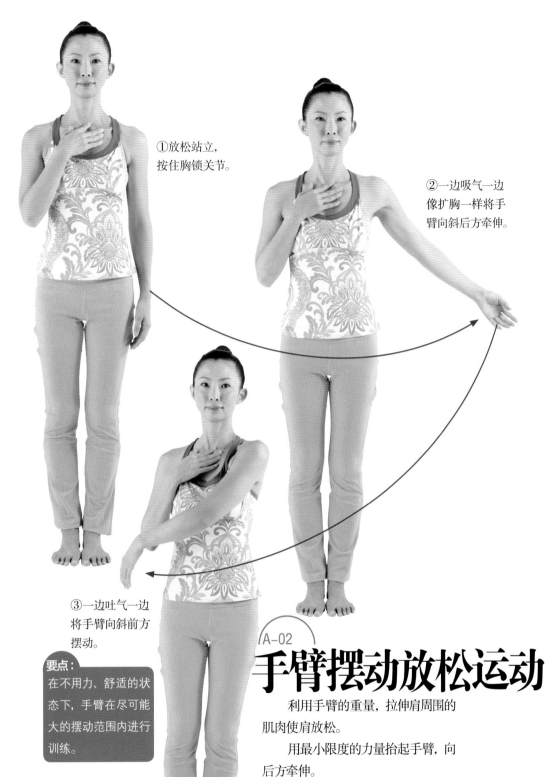

①放松站立，
按住胸锁关节。

②一边吸气一边
像扩胸一样将手
臂向斜后方牵伸。

③一边吐气一边
将手臂向斜前方
摆动。

要点：
在不用力、舒适的状
态下，手臂在尽可能
大的摆动范围内进行
训练。

A-02
手臂摆动放松运动

　　利用手臂的重量，拉伸肩周围的
肌肉使肩放松。

　　用最小限度的力量抬起手臂，向
后方牵伸。

　　目标肌肉处于不发力状态，仅活
动肩关节。

　　主要放松的动作肌：斜方肌、肩
胛提肌、菱形肌。

第1章　肩的构造

第2章　与肩有关的肌肉

第3章　肩的运动

第4章　关于肩关节，必需要了解的事——肩部常见的困扰和不适

第5章　肩关节的类型和检查方法

第6章　不同类型肩关节的康复训练

第7章　肩关节功能改善训练

上半身的"8"字放松运动

放松背阔肌、竖脊肌、前锯肌、肋间肌等肌肉，可以改善斜方肌、肩胛提肌、菱形肌周围的血液循环。

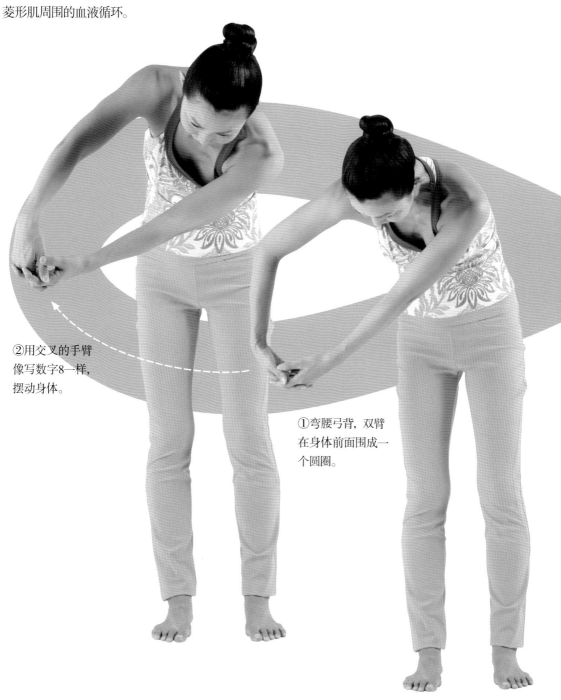

②用交叉的手臂像写数字8一样，摆动身体。

①弯腰弓背，双臂在身体前面围成一个圆圈。

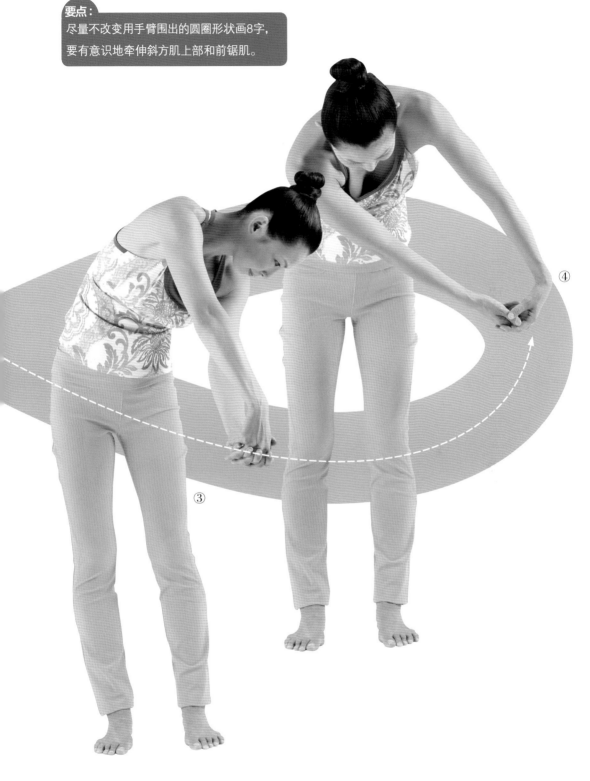

要点：
尽量不改变用手臂围出的圆圈形状画8字，
要有意识地牵伸斜方肌上部和前锯肌。

③

④

第1章
肩的构造

第2章
与肩有关的肌肉

第3章
肩的运动

第4章
关于肩关节，你想知道的事——
前沿研究揭示的肩部不适

第5章
肩关节的类型和检查方法

第6章
不同类型肩关节的康复训练

第7章
肩关节功能改善训练

A-04
跪位摆动放松
（使用平衡球）

放松背阔肌、竖脊肌、前锯肌、肋间肌等肌肉，可以改善斜方肌、肩胛提肌、菱形肌周围的血液循环。

把手放在平衡球上感觉到前臂的重量被抵消，这样可以更轻松地放松。

①两手放在球上，向前滚动球直至肘部伸直。

要点：
避免将体重都压在手扶着的球上。

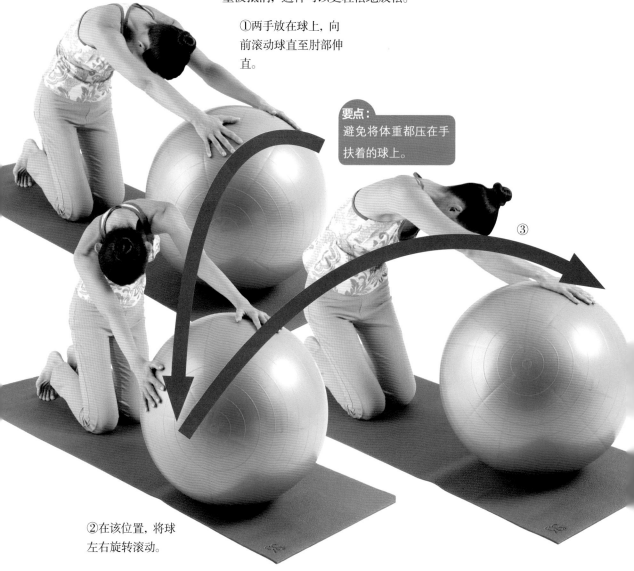

③

②在该位置，将球左右旋转滚动。

肩上提肌肉的
肌力强化

第1章 肩的构造

第2章 与肩有关的肌肉

第3章 肩的运动

第4章 关于肩关节、肩胛骨、肩部常见的困扰和不适的事

第5章 肩关节的类型和检查方法

第6章 不同类型肩关节的康复训练

第7章 肩关节功能改善训练

当肩的上提肌肉呈现弱的状态时，易感觉疲劳，这与肩部僵硬或肩部不协调有关。强化肩上提肌肉的力量，可以保证在日常活动使用肩部力量外仍有剩余力量，这样可以应对预想之外的负荷。另外，还能提高机体代谢的能力。

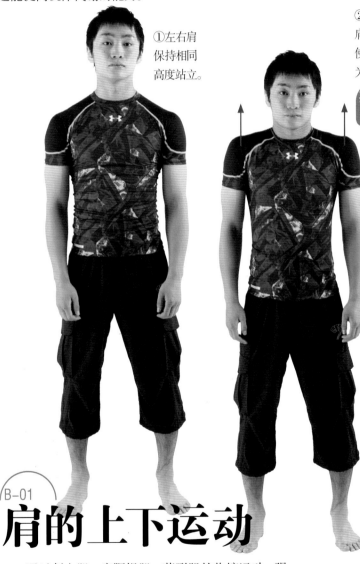

①左右肩保持相同高度站立。

②一边吸气一边上提肩，静止2~3秒后呼气使肩放松。10~20次为一组，重复3组左右。

要点：
充分上提肩。

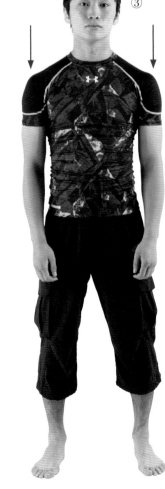

③

B-01
肩的上下运动

通过斜方肌、肩胛提肌、菱形肌的收缩运动，强化这些肌肉。这时作为以上肌肉拮抗肌的背阔肌、胸大肌、胸小肌、前锯肌等也被拉伸。

肩的上下运动
（使用装满水的塑料瓶）

利用装满水的塑料瓶的重量，试着增加负荷。

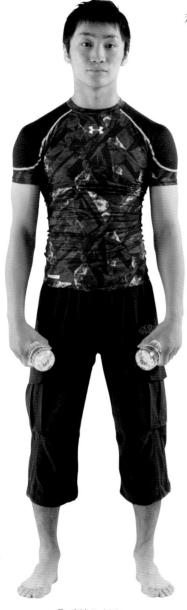

①手持塑料瓶，
左右肩保持相同
高度站立。

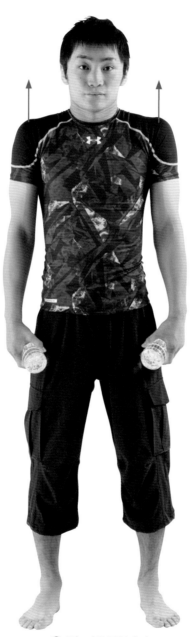

②吸气时稳固抬高肩，
静止2~3秒后呼气使
肩放松。

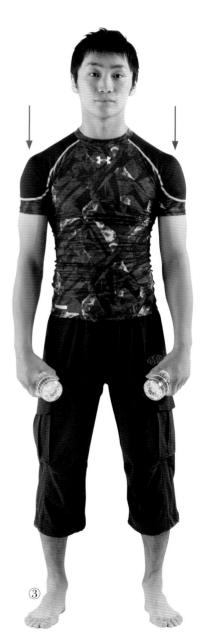

③

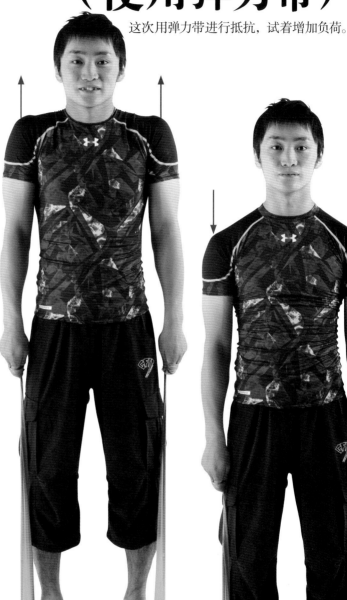

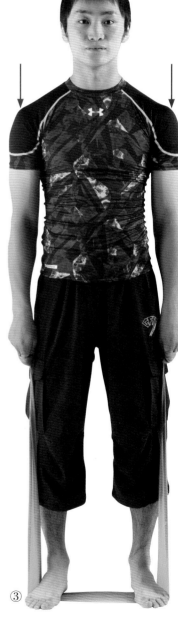

肩的上下运动（使用弹力带）

这次用弹力带进行抵抗，试着增加负荷。

①将弹力带绕在双手上一圈，用双脚踩着使弹力带固定。调整姿势至弹力带保持适当的张力，同时左右肩保持相同高度站立。

②一边吸气一边上提肩，静止2~3秒后呼气使肩放松。

要点：
调整弹力带的长度可以改变负荷。

③

肩上提肌肉的牵伸运动

肩上提肌肉很容易绷紧,牵伸运动可消除紧张感。这样不仅肩的活动性变好了,血液循环也会变好, 阻滞的氧气和营养也会顺流向肩。

C-01

头部侧倾牵伸运动

有意识地通过颈椎的运动让斜方肌上部、肩胛提肌以及胸锁乳突肌牵拉,使颈椎的活动性得到改善。

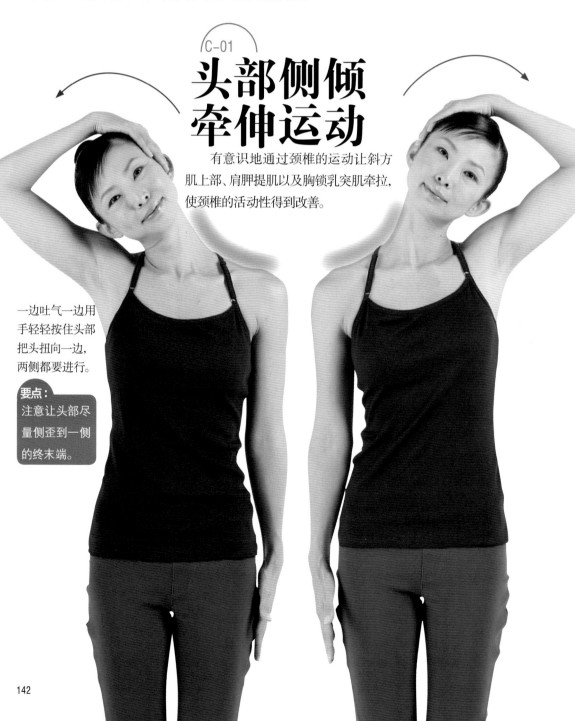

一边吐气一边用手轻轻按住头部把头扭向一边,两侧都要进行。

要点:
注意让头部尽量侧歪到一侧的终末端。

轻轻弯曲膝盖，两手交叉围成一个大圆圈。尽量向前伸出交叉的双手。

抱头牵伸运动

牵伸竖脊肌的颈部肌肉（板状肌、半棘肌等），使得颈椎和第1胸椎的运动得到改善。

双手置于脑后，一边呼气一边慢慢做颈部向前屈曲的动作。

要点：
利用双臂的重量，轻柔地将头部压向前下方运动。

弯腰弓背牵伸运动

牵伸竖脊肌的胸部肌肉（髂肋肌、最长肌、棘肌等）。

在胸椎和腰椎的棘突之间做牵伸运动，促使每个关节的活动度得到改善。

要点：
膝盖轻微弯曲进行，像腹部抱着大球的模样进行运动。

沉肩运动

除了有意识地拉伸斜方肌、肩胛提肌之外，还可有意识地拉伸棘上肌等。

牵伸这些肌群，就相当于同时收缩了背阔肌、胸大肌下束等将肱骨下拉的肌群，改善了周围肌肉的血液循环。

给人一种用双手按着地板的感觉，有意识地使肩下垂。

要点：
注意在使背阔肌向下方运动时，肩尽量下垂。

第1章 肩的构造

第2章 与肩有关的肌肉

第3章 肩的运动

第4章 送给肩关节前部疼痛的你需要了解的事

第5章 肩关节的类型和检查方法

第6章 不同类型肩关节的康复训练

第7章 肩关节功能改善训练

肩下降肌肉
的训练

主要目标肌肉：背阔肌、胸大肌、前锯肌、胸小肌、锁骨下肌

放松训练

1. 胸部"8"字放松运动
2. 摆动放松运动（使用平衡球）
3. 滚动放松运动（使用体操球）

肌力强化

1. 身体支撑训练
2. 投球训练（使用装满水的塑料瓶）
3. 按压训练（使用体操球）
4. 伸缩训练（使用弹力带）
5. 按压训练（使用平衡球）

牵伸运动

1. 倾斜牵伸运动
2. 斜向下牵伸运动
3. 仰卧伸展运动（使用体操球）
4. 仰卧伸展运动（使用泡沫轴）

D 肩下降肌肉的放松训练

罹患肩周炎时，肩一直处于抬高位，肩下降肌群也僵硬，肌肉力量一直在下降。

让我们放松使肩下降的肌群，进而改善肩部整体的运动吧。

※当只有肩下降肌群僵硬时，我们也应当考虑骨盆部（腰背部）肌肉的问题。全身的肌肉像列车一样通过筋膜等结构连接在一起。

胸部"8"字放松运动

这项运动除了放松背阔肌和胸大肌、前锯肌、胸小肌、锁骨下肌之外，还可以使躯干深层肌群向多个方向运动，进一步能够改善血液循环。

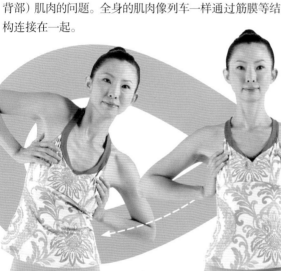

①用双手按住肋骨。

②手的位置保持不变，然后用肘部画"8"字活动整个胸廓。

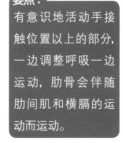

③

④

要点：
有意识地活动手接触位置以上的部分，一边调整呼吸一边运动，肋骨会伴随肋间肌和横膈的运动而运动。

第1章 肩的构造

第2章 与肩有关的肌肉

第3章 肩的运动

第4章 关于肩关节一些需要了解的事——肩部骨关节病和相关不适

第5章 肩关节的类型和检查方法

第6章 不同类型肩关节的康复训练

第7章 肩关节功能改善训练

145

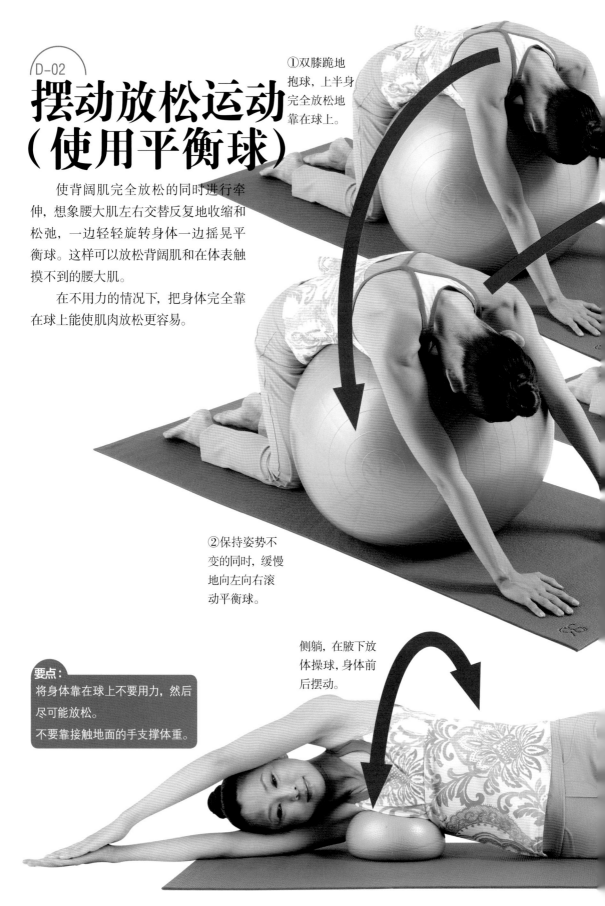

摆动放松运动
（使用平衡球）

　　使背阔肌完全放松的同时进行牵伸，想象腰大肌左右交替反复地收缩和松弛，一边轻轻旋转身体一边摇晃平衡球。这样可以放松背阔肌和在体表触摸不到的腰大肌。

　　在不用力的情况下，把身体完全靠在球上能使肌肉放松更容易。

①双膝跪地抱球，上半身完全放松地靠在球上。

②保持姿势不变的同时，缓慢地向左向右滚动平衡球。

侧躺，在腋下放体操球，身体前后摆动。

要点：
将身体靠在球上不要用力，然后尽可能放松。
不要靠接触地面的手支撑体重。

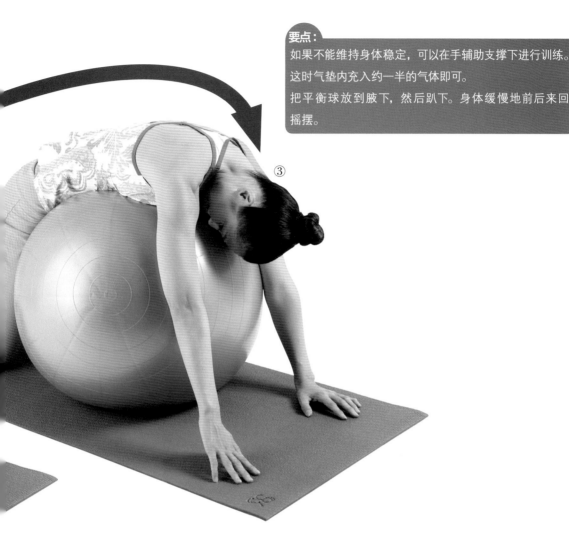

第1章
肩的构造

第2章
与肩有关的肌肉

第3章
肩的运动

第4章
肩关节出现了解的事——躲避关节、骨骼肌肉的酸痛不适

第5章
肩关节的类型和检查方法

第6章
不同类型肩关节的康复训练

第7章
肩关节功能改善训练

要点：
如果不能维持身体稳定，可以在手辅助支撑下进行训练。
这时气垫内充入约一半的气体即可。
把平衡球放到腋下，然后趴下。身体缓慢地前后来回
摇摆。

③

D-03

滚动放松运动
（使用体操球）

通过对前锯肌和胸廓的按摩放松，改善血液
循环。

把体操球放到腋下稍低一点的地方，借助
体操球进行按摩。

小幅度地前后摇晃身体，不要用力，同时
尽可能放松。

肩下降肌肉的
肌力强化

有意识地使用肩下降肌群，可以很自然地从肩上提的状态中获得放松的姿势。

肩下降肌群肌力不足时，肩胛骨很难维持在胸廓上，这样，对前臂运动时起支持作用的肩胛骨就不能保持稳定了。

把身体挺直向上。

E-01

身体支撑训练

要点：
在不耸肩、脖子变长的状态下，让身体悬空吧。

强化背阔肌、前锯肌、胸小肌、胸大肌下束、锁骨下肌等。

①把手放在大致和腰等高的平台上。

②用手掌撑着平台，像要把身体推高一样让脚悬空。

第1章 肩的构造

第2章 与肩有关的肌肉

第3章 肩的运动

第4章 关于肩关节，你需要考虑的事 肩部常见的困扰和不适

第5章 肩关节的类型和检查方法

第6章 不同类型肩关节的康复训练

第7章 肩关节功能改善训练

以肱骨为中心，
肘关节从肩部
向后方运动。

轻轻握住塑料
瓶，做投球动作。

E-02

投球训练（使用装满水的塑料瓶）

投球训练可以使背阔肌和胸大肌的收缩和伸展交替进行。

要点：
在能感觉到塑料瓶重量的位置，小范围地移动塑料瓶。

跪坐位，伸直
手肘，用手掌
把体操球压扁。

E-03

按压训练（使用体操球）

强化背阔肌和前锯肌。

要点：
左右两侧有意识地用均等的力量按压。

②将弹力带向前下拉。把肩向下拉的同时手臂向前移动。

①将弹力带的末端固定在比身高略高的位置。在肘部伸展的情况下，使弹力带保持适当的张力。

伸缩训练（使用弹力带）

伸缩训练可以使背阔肌和胸大肌的收缩和伸展交替进行。同时，胸小肌和锁骨下肌等肩部稳定肌群也得到了强化。

要点：

为了能感知到背阔肌，先确认前臂抬起的方向再进行动作。

感知背阔肌困难时，可以在另一只手触摸背阔肌的同时进行运动。

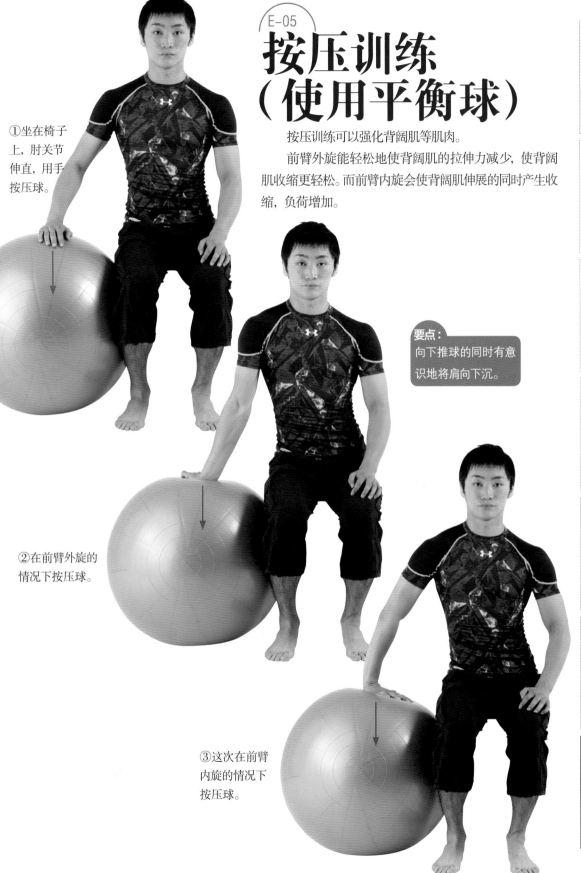

第1章
肩的构造

第2章
与肩有关的肌肉

第3章
肩的运动

第4章
关于肩关节，你需要了解的事——肩部常见的困扰和不适

第5章
肩关节的类型和检查方法

第6章
不同类型肩关节的康复训练

第7章
肩关节功能改善训练

E-05

按压训练
（使用平衡球）

按压训练可以强化背阔肌等肌肉。

前臂外旋能轻松地使背阔肌的拉伸力减少，使背阔肌收缩更轻松。而前臂内旋会使背阔肌伸展的同时产生收缩，负荷增加。

①坐在椅子上，肘关节伸直，用手按压球。

要点：
向下推球的同时有意识地将肩向下沉。

②在前臂外旋的情况下按压球。

③这次在前臂内旋的情况下按压球。

151

肩下降肌肉的牵伸运动

通过牵伸肩下降肌群，预防肩周炎。

让我们来进行背部的大肌肉群，尤其是背阔肌的牵伸运动吧。牵伸这些肌肉可以改善肩部整体的运动，使前臂更容易上抬，同时也改善了血液循环，滞怠的氧气和营养随之重新运行到肩周肌群，为下一次运动做好准备。

F-01 倾斜牵伸

这是以背阔肌为中心的牵伸，特别是背阔肌上束被牵伸，肋间隙扩大。

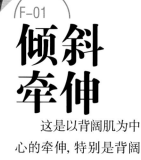

要点：
牵伸感会随着手臂伸展方向而变化。
试着改变手臂伸展的方向吧。

F-02 斜向下牵伸

这是倾斜牵伸的进阶动作，可牵伸背阔肌的起始部。

把手放在微屈的膝关节上，另一只手斜向前下伸展完成牵伸。

要点：
牵伸感会随着手臂伸展方向而变化。
试着改变手臂伸展的方向吧。

第1章 肩的构造

第2章 与肩有关的肌肉

第3章 肩的运动

第4章 关于肩关节,你感觉到了什么时候的——肩部常见的困扰和不适

第5章 肩关节的类型和检查方法

第6章 不同类型肩关节的康复训练

第7章 肩关节功能改善训练

F-03
仰卧伸展运动（使用体操球）

让我们通过体操球的弹力愉快地放松下来，牵伸胸大肌吧。通过胸大肌和肋骨与锁骨的运动，牵伸胸小肌和锁骨下肌，同时可以按摩到背部肌群。

仰卧位，在肩胛骨之间放入体操球，手臂完全放松张开，找到胸部肌群有牵伸感的位置。

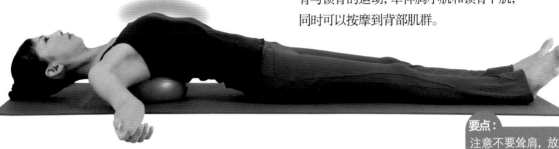

要点：
注意不要耸肩，放松地完成动作。如果铺的是健身气垫，充入约一半的气体即可。

F-04
仰卧伸展运动（使用泡沫轴）

这次让我们使用泡沫轴进行活动吧。在锻炼平衡感的同时，还可以边放松边对胸大肌进行牵伸运动。这是由于泡沫轴有一定的高度，因此可以进一步牵伸胸大肌。

要点：
让我们不要耸肩，轻松地完成活动吧。

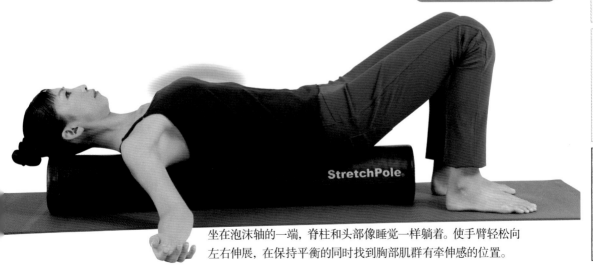

坐在泡沫轴的一端，脊柱和头部像睡觉一样躺着。使手臂轻松向左右伸展，在保持平衡的同时找到胸部肌群有牵伸感的位置。

肩内收肌肉的训练

主要目标肌肉 : 斜方肌中部、菱形肌、背阔肌

放松训练

1. 肩部环转放松运动
2. 肩部环转放松运动（使用体操球）

肌力强化

1. 肩外旋肌群训练
2. 夹泡沫轴训练
3. 夹体操球训练
4. 体操球牵伸训练
5. 弹力带牵伸训练

牵伸运动

1. 手背并拢式牵伸运动
2. 毛巾牵伸运动
3. 抱球式牵伸运动

肩内收肌肉的放松训练

肩周肌群僵硬时，以前多认为肩胛骨会向内收方向移动，但实际上此时肩胛骨处于外展或稍有外旋的状态（此时肱骨稍屈曲、内旋，躯干会略屈曲）。原因之一是肌肉所具有的"自然紧张"的强度不同。

由于肌肉的自然紧张，肩周肌群在整体僵硬时，内收力低于外展力，因此肩胛骨有外展的倾向。

背阔肌是从躯干附着在肱骨上的肌肉，肩胛下角被筋膜覆盖后通过筋膜与背阔肌连接。即便因人而异，背阔肌也有细小的肌束附着于肩胛下角。背阔肌紧张或变弱时，在限制肩部向后下方运动的同时，也会使外旋的肩胛骨被固定。这样的话，应该随着肱骨运动而滑动的肩胛骨就不会滑动，而是停止了运动，因此肩部的运动也受到了限制。让我们将上臂和肩部向后牵伸，放松肩内收肌群，改善肩部的运动吧。

什么是肌肉的自然紧张？

为了随时都能活动，肌肉会维持部分收缩的紧张感，这被称为肌肉的自然紧张，这种自然紧张的强度在躯干（包括上肢带、下肢带）有屈曲>伸展、外展>内收、外旋>内旋的关系，在自由上肢有屈曲>伸展、内旋>外旋的关系。

G-01

肩部环转放松运动

通过圆周运动合理地使用肩周肌肉，促进血液循环。

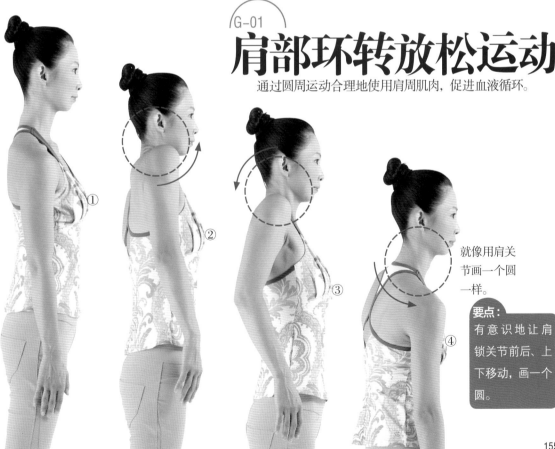

① ② ③ ④

就像用肩关节画一个圆一样。

要点： 有意识地让肩锁关节前后、上下移动，画一个圆。

第1章 肩的构造

第2章 与肩有关的肌肉

第3章 肩的运动

第4章 关于肩关节，你需要了解的肩周疾病常见的症状不适

第5章 肩关节的类型和检查方法

第6章 不同类型肩关节的康复训练

第7章 肩关节功能改善训练

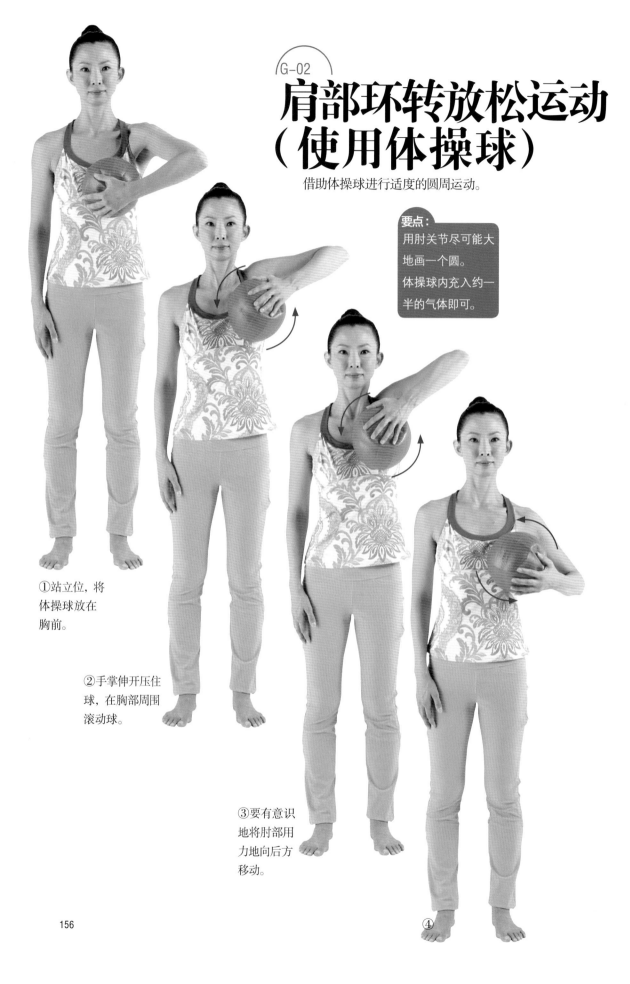

肩部环转放松运动
（使用体操球）

借助体操球进行适度的圆周运动。

要点：
用肘关节尽可能大地画一个圆。
体操球内充入约一半的气体即可。

①站立位，将体操球放在胸前。

②手掌伸开压住球，在胸部周围滚动球。

③要有意识地将肘部用力地向后方移动。

④

肩内收肌肉的肌力强化

强化肩胛骨内收肌群，将容易外展的肩胛骨维持在正确的位置上。强化这一区域的肌肉力量可以预防驼背。

H-01
肩外旋肌群训练

强化斜方肌和菱形肌，作为它们拮抗肌的胸大肌和前锯肌被牵伸。

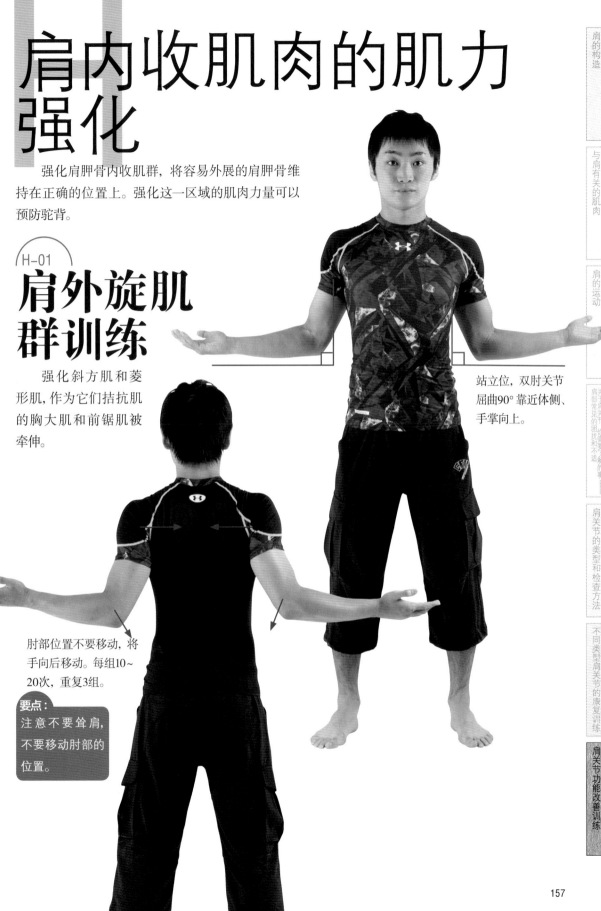

站立位，双肘关节屈曲90°靠近体侧、手掌向上。

肘部位置不要移动，将手向后移动。每组10~20次，重复3组。

要点：
注意不要耸肩，不要移动肘部的位置。

第1章 肩的构造

第2章 与肩有关的肌肉

第3章 肩的运动

第4章 关于肩关节、肩部常见的困扰和不适——肩关节的类型和检查方法

第5章 肩关节的类型和检查方法

第6章 不同类型肩关节的康复训练

第7章 肩关节功能改善训练

夹泡沫轴训练

相比肩胛骨外展, 要更注重内收的过程。在强化菱形肌和背阔肌的同时, 作为它们拮抗肌的胸大肌和前锯肌也被牵伸。

※这个训练的目的和效果可能与泡沫轴制造商推荐的有所不同。使用器械时, 随着意识和姿势的调整, 训练的目标肌肉也会发生变化。肩胛骨外展时胸大肌和前锯肌等起作用, 内收时菱形肌和背阔肌起作用。

要点:
让我们一边维持平衡一边进行训练吧。

①要更有意识地进行内收运动。两膝并拢, 躺在泡沫轴上。两肩上举至离开地面, 双手伸直感觉像在向上够天花板。

②将两肩向地面靠近, 用肩胛骨往中间夹住泡沫轴。

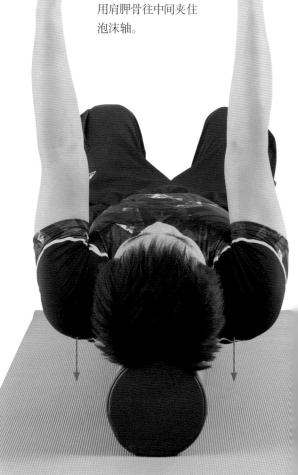

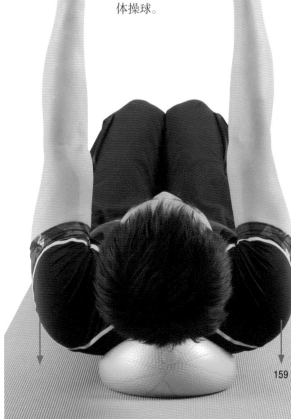

H-03

夹体操球训练

相比肩胛骨外展,要更注重内收的过程。
强化菱形肌和背阔肌等,作为它们拮抗肌的
胸大肌和前锯肌也被牵伸。

要点:
在体操球上尽量
保持平衡的同时
进行训练吧。

①仰卧位,在肩胛
骨之间放置体操
球,双膝并拢屈曲。

②将两肩向地面
靠近,向下夹住
体操球。

第1章
肩的构造

第2章
与肩有关的肌肉

第3章
肩的运动

第4章
关于肩关节你需要了解的
肩部常见的烦扰就不足

第5章
肩关节的类型和检查方法

第6章
不同类型肩关节的康复训练

第7章
肩关节功能改善训练

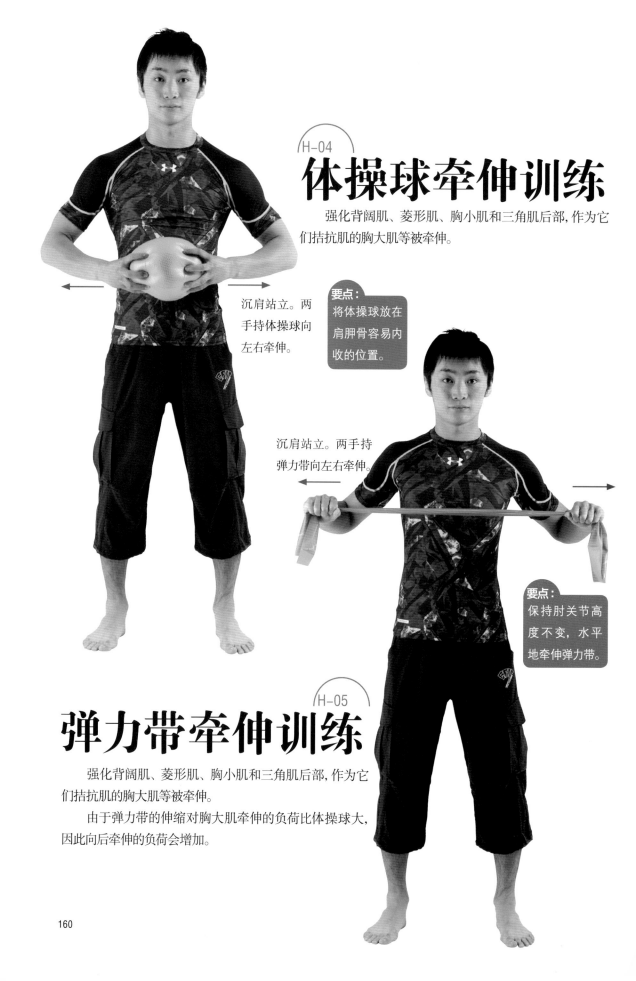

体操球牵伸训练

强化背阔肌、菱形肌、胸小肌和三角肌后部,作为它们拮抗肌的胸大肌等被牵伸。

沉肩站立。两手持体操球向左右牵伸。

要点:
将体操球放在肩胛骨容易内收的位置。

沉肩站立。两手持弹力带向左右牵伸。

要点:
保持肘关节高度不变,水平地牵伸弹力带。

H-05

弹力带牵伸训练

强化背阔肌、菱形肌、胸小肌和三角肌后部,作为它们拮抗肌的胸大肌等被牵伸。

由于弹力带的伸缩对胸大肌牵伸的负荷比体操球大,因此向后牵伸的负荷会增加。

肩内收肌肉的牵伸运动

肩内收肌群是很难被注意到的肌群，让我们尝试有意识地进行牵伸运动吧。

当肩内收肌群变僵硬时，本应随着肱骨活动而滑动的肩胛骨会停止活动，肩部的运动会被限制。

牵伸不仅能使运动变得顺畅，还能促进血液循环，使滞留的氧气和营养运行到肩周肌群。

I-01

手背并拢式牵伸运动

牵伸斜方肌中部、菱形肌、背阔肌等。此时，作为它们拮抗肌的前锯肌会收缩。肩胛骨的滑动运动会变好，肩部的运动也将得到改善。

要点：
找到能使肩胛骨外展最大范围的位置。

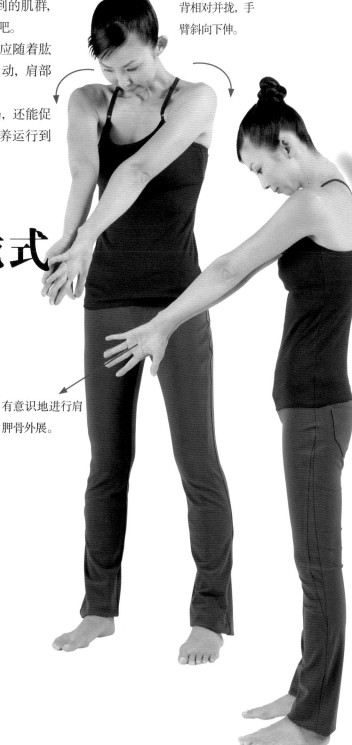

身体向前倾，手背相对并拢，手臂斜向下伸。

有意识地进行肩胛骨外展。

第1章 肩的构造

第2章 与肩有关的肌肉

第3章 肩的运动

第4章 关于肩关节你需要了解的事——肩部常见的困扰和不适

第5章 肩关节的类型和检查方法

第6章 不同类型肩关节的康复训练

第7章 肩关节功能改善训练

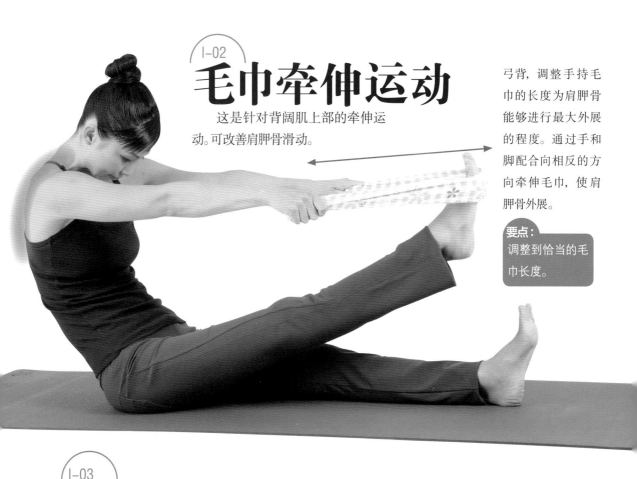

I-02
毛巾牵伸运动

这是针对背阔肌上部的牵伸运动。可改善肩胛骨滑动。

弓背，调整手持毛巾的长度为肩胛骨能够进行最大外展的程度。通过手和脚配合向相反的方向牵伸毛巾，使肩胛骨外展。

要点：
调整到恰当的毛巾长度。

I-03
抱球式牵伸运动（使用平衡球）

针对斜方肌起始部、菱形肌、背阔肌等背肌进行牵伸运动。

放松后将身体靠在球上，前臂放松，两肩自然下垂，肩胛骨易外展。

两膝并拢，把上半身靠在球上。你可以借助球的弧度来牵伸上半身。

要点：
如果将下巴靠在平衡球上，颈部就会更容易松懈下来，从而达到放松状态。

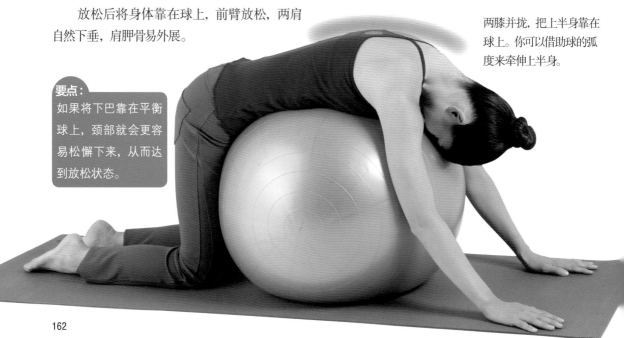

肩伸展肌肉的训练

主要目标肌肉：前锯肌、胸小肌

放松训练

1. 胸部肌肉放松训练
2. 松弛胸部肌肉
3. 按摩放松（使用泡沫轴）

肌力强化

1. 双手祷祈式训练
2. 双手挤压训练（使用平衡球）
3. 体操球挤压训练

牵伸运动

1. 扩胸牵伸运动
2. 扶墙牵伸运动

肩伸展肌肉 的放松训练

当伸展肩的肌群僵硬，以及通过锁骨的肩关节屈曲力量过强时，两侧肩胛骨会一直处于伸展、外旋的状态。这种姿势多见于所谓的驼背。

因此，放松肩伸展肌肉不仅要放松前锯肌和胸小肌，还需要放松那些间接与肩伸展相关的肌肉，如胸大肌、锁骨下肌，肱骨的内外旋肌也需一起放松。强化肱骨的运动功能，可防止肩胛骨过度伸展和外旋，也可以帮助驼背的人矫正姿势。

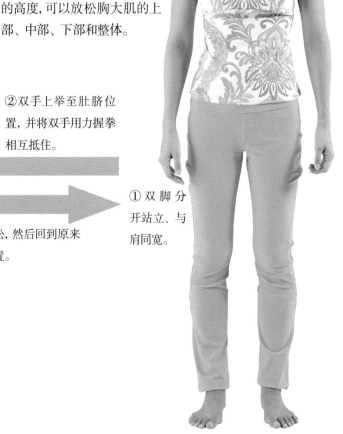

J-01
胸部肌肉 放松训练

交替进行胸大肌的收缩和松弛，可以促进肩部周围的血液循环。通过改变交叉手臂的高度，可以放松胸大肌的上部、中部、下部和整体。

②双手上举至肚脐位置，并将双手用力握拳相互抵住。

①双脚分开站立、与肩同宽。

③放松，然后回到原来的位置。

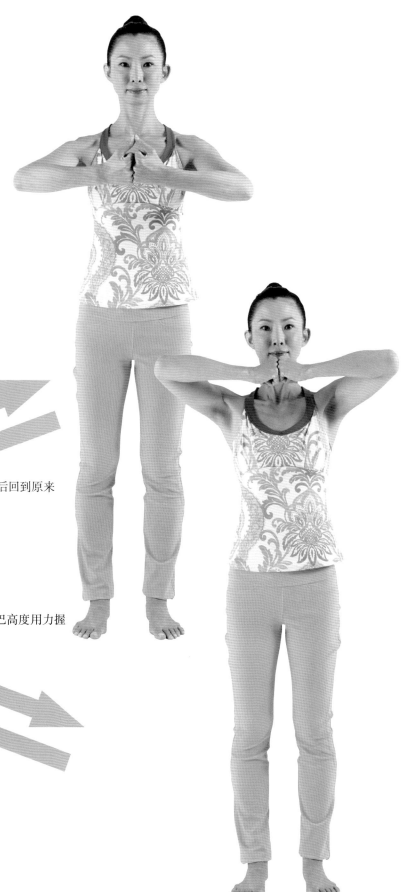

④这次在胸前的位置将双手用力握拳抵住。

⑤放松，然后回到原来的位置。

⑥双手上举至下巴高度用力握拳抵住。

⑦放松，然后回到原来的位置。

第1章
肩的构造

第2章
与肩有关的肌肉

第3章
肩的运动

第4章
还有肩关节、肌腱损伤的事——前臂常见的损伤和不适

第5章
肩关节的类型和检查方法

第6章
不同类型肩关节的康复训练

第7章
肩关节功能改善训练

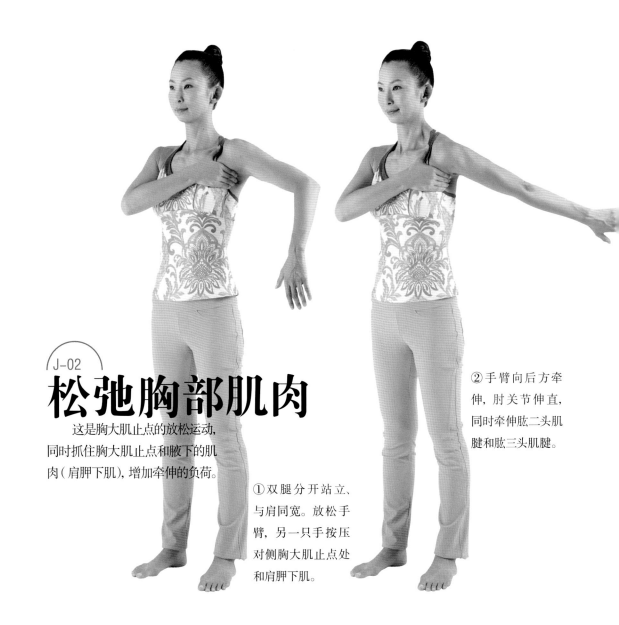

松弛胸部肌肉

这是胸大肌止点的放松运动，同时抓住胸大肌止点和腋下的肌肉（肩胛下肌），增加牵伸的负荷。

① 双腿分开站立、与肩同宽。放松手臂，另一只手按压对侧胸大肌止点处和肩胛下肌。

② 手臂向后方牵伸，肘关节伸直，同时牵伸肱二头肌腱和肱三头肌腱。

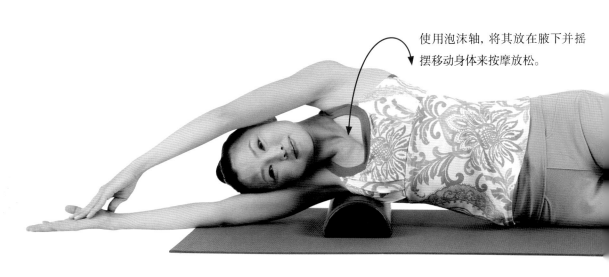

使用泡沫轴，将其放在腋下并摇摆移动身体来按摩放松。

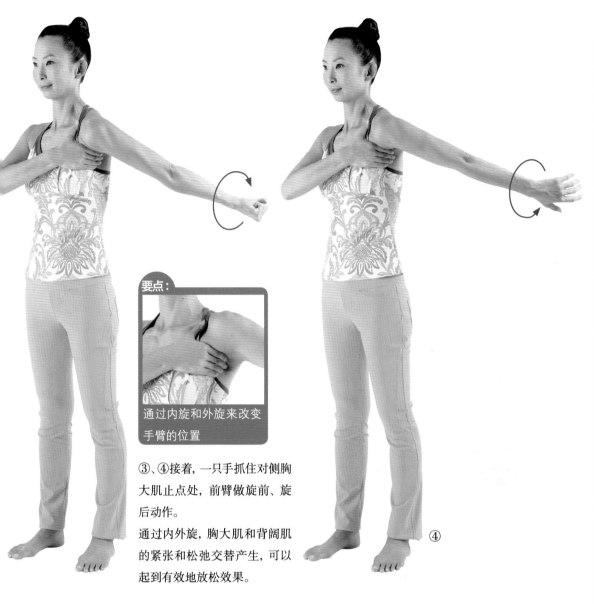

第1章 肩的构造

第2章 与肩有关的肌肉

第3章 肩的运动

第4章 关于肩关节，你们需要了解的事——肩部常见的困扰和不适

第5章 肩关节的类型和检查方法

第6章 不同类型肩关节的康复训练

第7章 肩关节功能改善训练

要点：

通过内旋和外旋来改变手臂的位置

③、④接着，一只手抓住对侧胸大肌止点处，前臂做旋前、旋后动作。

通过内外旋，胸大肌和背阔肌的紧张和松弛交替产生，可以起到有效地放松效果。

④

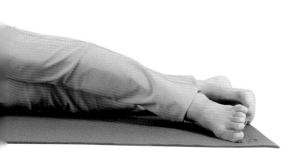

J-03

按摩放松（使用泡沫轴）

放松胸大肌止点处、前锯肌、大圆肌、小圆肌、肩胛下肌等。

要点：
如果你的肌肉对泡沫轴的反应过强，可以把泡沫轴换成体操球.

肩伸展肌肉的肌力强化

使肩伸展的肌肉和使肩内收的肌肉的平衡很重要。

如果平衡被打破，肩胛骨将不能固定在胸廓上，也就不能滑动而停止运动。

强化肌力可以使容易伸展的肩胛骨回到正确的位置，也能预防驼背。

双脚分开站立、与肩同宽，双手合拢用力按压。

K-01 双手祈祷式训练

强化胸大肌的收缩能力，牵伸作为胸大肌拮抗肌的阔背肌、菱形肌、小胸肌、三角肌后部等肌肉。

要点： 放松肩部，全身放轻松。

①肘关节伸直位、双手握住平衡球。

②双手尽量用力向内压挤。

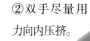

K-02 双手挤压训练（使用平衡球）

收缩和强化胸大肌，作为胸大肌拮抗肌的背阔肌、菱形肌、胸小肌、三角肌后部等肌肉也被牵伸。

要点： 尽可能让球保持远离身体的状态，也为了不耸肩，让肩部放松。

体操球挤压训练

这可以强化胸大肌的收缩能力。作为胸大肌拮抗肌的背阔肌、菱形肌、胸小肌、三角肌后部等被牵伸。

通过改变体操球的位置，可以强化胸大肌的上部、中部、下部和整体。

①两手上举至胸部位置握住球，左右均等地向中心按压球。

③一边按住球，一边向上方牵伸肘关节。

②一边按住球，一边伸直肘关节。

④朝向下方移动时也一样保持肘关节牵伸。

重点：
两肩并拢，尽量把球夹持在远离身体的位置，在双手保持握球位置的状态下，上下移动。

第1章
肩的构造

第2章
与肩有关的肌肉

第3章
肩的运动

第4章
关于肩关节、肩胛骨常见的困扰及不解的拳——

第5章
肩关节的处方法

第6章
不同类型肩关节的康复训练

第7章
肩关节功能改善训练

肩伸展肌肉的牵伸运动

肩胛骨容易过度伸展，这种情况多见于驼背的人。牵伸运动可以促使肩伸展肌肉放松，改善运动情况和血液循环，使停滞的氧气和营养物质吸收扩散到肩部肌肉，为下一次练习做准备。

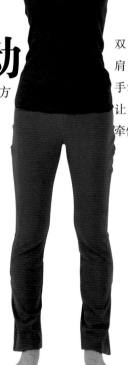

L-01 扩胸牵伸运动

牵伸胸大肌，作为胸大肌拮抗肌的斜方肌中部、菱形肌、背阔肌等肌肉收缩。

双脚分开站立、与肩同宽，双肩张开，手掌朝上伸开双手，让自己感觉到胸部牵伸。

L-02 扶墙牵伸运动

完全的扩胸牵伸之后，通过该运动达到进一步牵伸的效果。

重点：
单手扶墙固定，扩胸。通过上下移动手的位置，促使胸大肌的上部、中部、下部和上臂肌肉牵伸.

重点：
在自己感觉到胸大肌后下部有牵伸感时，伸开双臂舒适地深呼吸和牵伸。
如果手臂感到紧绷，屈曲肘关节再牵伸。
如果肘关节伸直不动，那么说明肱二头肌（从肩部到前臂骨头的双关节肌）也被牵伸了。

※另外，也可以参考在肩下降肌肉牵伸里介绍的使用体操球和泡沫轴的仰卧伸展练习（第153页）。

上臂运动肌肉的训练

主要目标肌：三角肌、肱二头肌、肱三头肌、喙肱肌、大圆肌、小圆肌、肩胛下肌、冈上肌、冈下肌、背阔肌、胸大肌

放松训练

1. 前臂的旋前、旋后放松运动
2. 前后摆臂放松运动
3. 上臂回旋放松运动
4. 上臂前方回旋放松运动

肌力强化

1. 前臂并拢训练
2. 前臂张合训练
3. 前臂水平位训练
4. 肩外展90°，上臂旋内、旋外训练
5. "Y式"和"W式"训练

牵伸运动

1. "接力棒式"牵伸运动
2. 疲劳牵伸运动
3. 疲劳牵伸运动（使用体操球）
4. "捻球式"牵伸运动（使用平衡球）
5. "鞠躬式"牵伸运动

M 上臂运动肌肉的放松训练

做3轴运动的肩关节周围有很多肌肉在运动, 尤其是参与上臂旋转运动的肩袖, 不仅参与肩关节的运动, 也有将肱骨头拉到肩胛骨的关节盂, 维持肩关节稳定的作用。这些肌肉一旦僵硬, 上臂的动作就会受到限制, 因此需要通过放松肌肉来确保肩关节的活动范围。

①放松站立, 手掌朝下, 两手伸直。

②将前臂向外旋转, 同时使肱骨向外旋转。

③将前臂向内旋转, 同时使肱骨向内旋转。

M-01
前臂的旋前、旋后放松运动

让前臂内旋和外旋, 以放松三角肌前部、三角肌后部、大圆肌、小圆肌、冈上肌、冈下肌等。

前臂内旋时, 三角肌前部、喙肱肌和肩胛下肌收缩。前臂外旋时, 以上肌肉的拮抗肌群三角肌后部、冈下肌、小圆肌和冈上肌收缩。通过反复收缩和牵伸来促进血液循环。

重点:
有意识地捻/拧胳膊, 手肘不要弯曲。

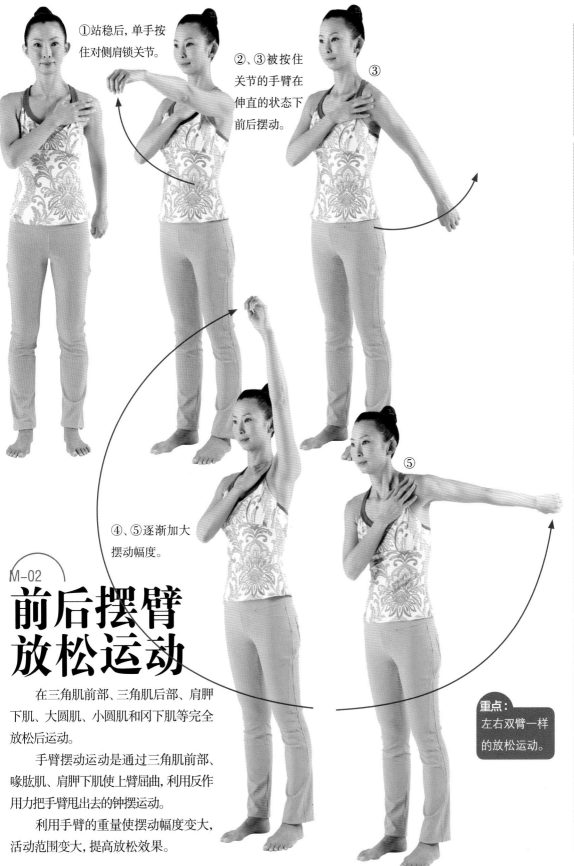

①站稳后，单手按住对侧肩锁关节。

②、③被按住关节的手臂在伸直的状态下前后摆动。

③

④、⑤逐渐加大摆动幅度。

⑤

M-02

前后摆臂
放松运动

在三角肌前部、三角肌后部、肩胛下肌、大圆肌、小圆肌和冈下肌等完全放松后运动。

手臂摆动运动是通过三角肌前部、喙肱肌、肩胛下肌使上臂屈曲，利用反作用力把手臂甩出去的钟摆运动。

利用手臂的重量使摆动幅度变大，活动范围变大，提高放松效果。

重点：
左右双臂一样的放松运动。

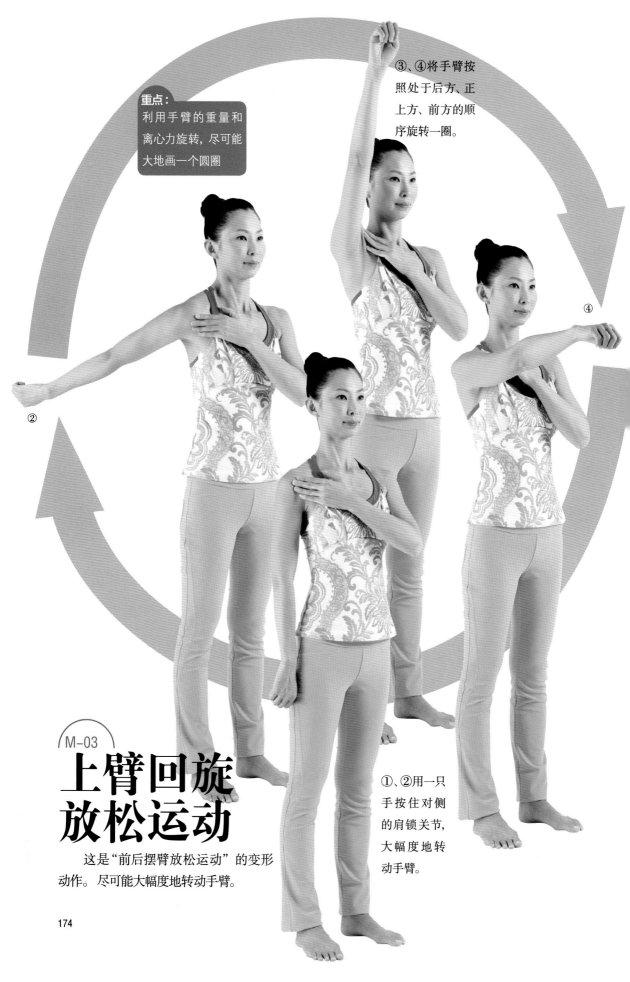

重点：
利用手臂的重量和离心力旋转，尽可能大地画一个圆圈

③、④将手臂按照处于后方、正上方、前方的顺序旋转一圈。

②

④

M-03

上臂回旋放松运动

这是"前后摆臂放松运动"的变形动作。尽可能大幅度地转动手臂。

①、②用一只手按住对侧的肩锁关节，大幅度地转动手臂。

① 两手从身
体前面交叉。

② 将交叉的双手
向上举起。

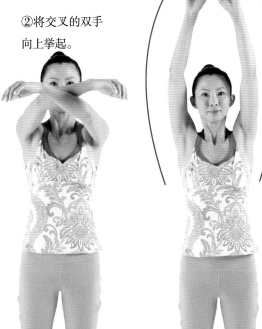

③ 分开交叉的双
手, 将双手举起
过头顶。

重点:
利用离心力和手臂的
重量来转动手臂。

M-04

上臂前方
回旋放松运动

这是上臂在身体前面做回旋运动。

上臂外旋时三角肌、冈上肌等肌肉收缩,
内旋时三角肌、喙肱肌、大圆肌、冈上肌和
冈下肌等肌肉收缩。通过反复收缩和松弛,
同时利用手臂的重量和离心力,不使用多余
的力量进行转动,扩大运动范围,提高放松
效果。

④ 将手伸直,两
手向左右方向画
一个大圆圈。

⑤ 也可以做反向运动。

第1章
肩的构造

第2章
与肩有关的肌肉

第3章
肩的运动

第4章
肩部常见的困扰和不适——肩关节、肩锁关节等引起的……

第5章
肩关节的类型和检查方法

第6章
不同类型肩关节的康复训练

第7章
肩关节功能改善训练

上臂运动肌肉
的肌力强化

上臂在日常生活中使用率非常高。

锻炼肩关节运动肌群，可以让你在各种日常活动中拥有足够的力量。

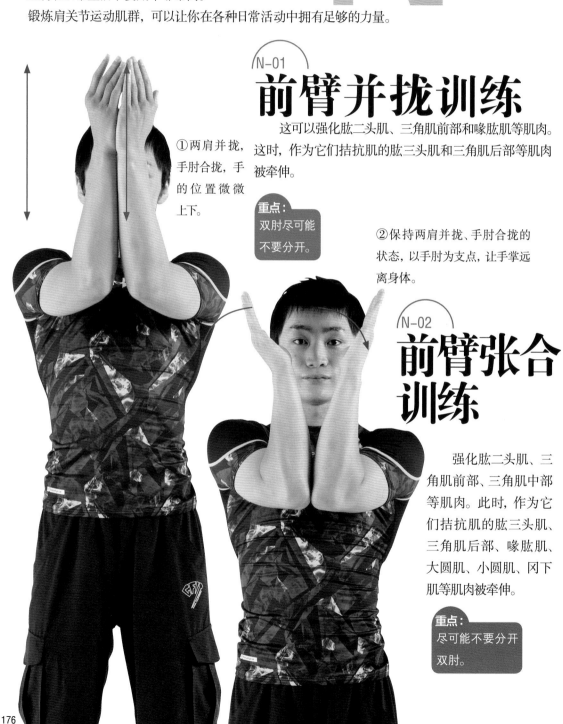

N-01
前臂并拢训练

这可以强化肱二头肌、三角肌前部和喙肱肌等肌肉。这时，作为它们拮抗肌的肱三头肌和三角肌后部等肌肉被牵伸。

①两肩并拢，手肘合拢，手的位置微微上下。

重点： 双肘尽可能不要分开。

②保持两肩并拢、手肘合拢的状态，以手肘为支点，让手掌远离身体。

N-02
前臂张合训练

强化肱二头肌、三角肌前部、三角肌中部等肌肉。此时，作为它们拮抗肌的肱三头肌、三角肌后部、喙肱肌、大圆肌、小圆肌、冈下肌等肌肉被牵伸。

重点： 尽可能不要分开双肘。

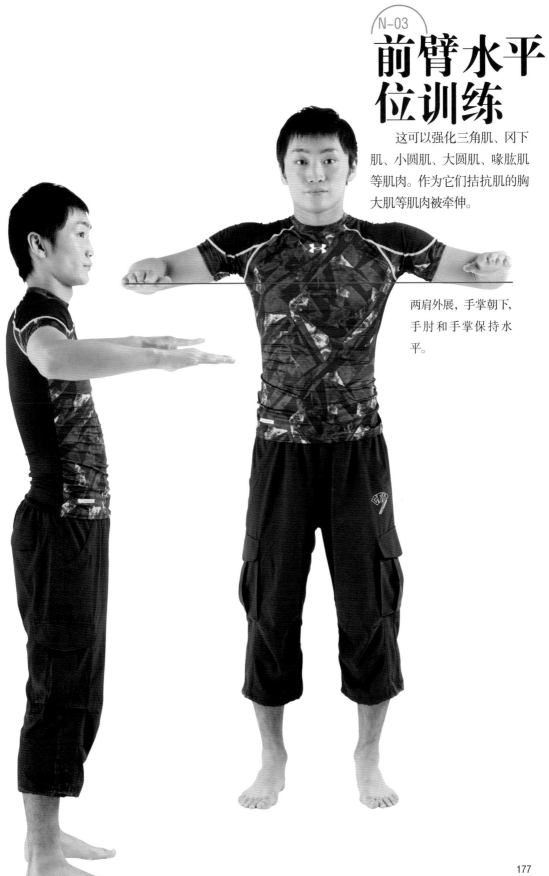

前臂水平位训练

这可以强化三角肌、冈下肌、小圆肌、大圆肌、喙肱肌等肌肉。作为它们拮抗肌的胸大肌等肌肉被牵伸。

两肩外展，手掌朝下，手肘和手掌保持水平。

第1章 肩的构造

第2章 与肩有关的肌肉

第3章 肩的运动

第4章 肩部常见的困扰和不适——送给肩关节以疼痛等烦恼的事

第5章 肩关节的类型和检查方法

第6章 不同类型肩关节的康复训练

第7章 肩关节功能改善训练

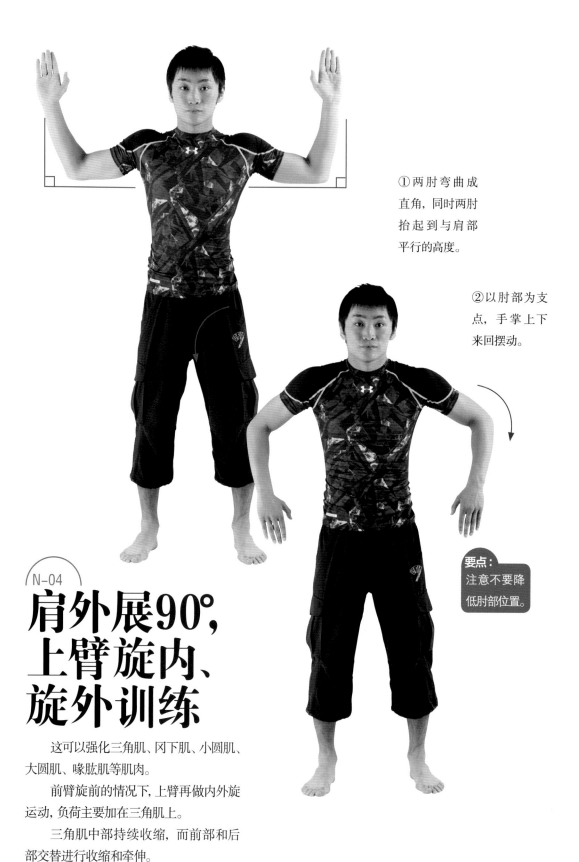

①两肘弯曲成
直角，同时两肘
抬起到与肩部
平行的高度。

②以肘部为支
点，手掌上下
来回摆动。

要点：
注意不要降
低肘部位置。

肩外展90°，上臂旋内、旋外训练

这可以强化三角肌、冈下肌、小圆肌、大圆肌、喙肱肌等肌肉。

前臂旋前的情况下，上臂再做内外旋运动，负荷主要加在三角肌上。

三角肌中部持续收缩，而前部和后部交替进行收缩和牵伸。

胸大肌和背阔肌处于被牵伸的状态。

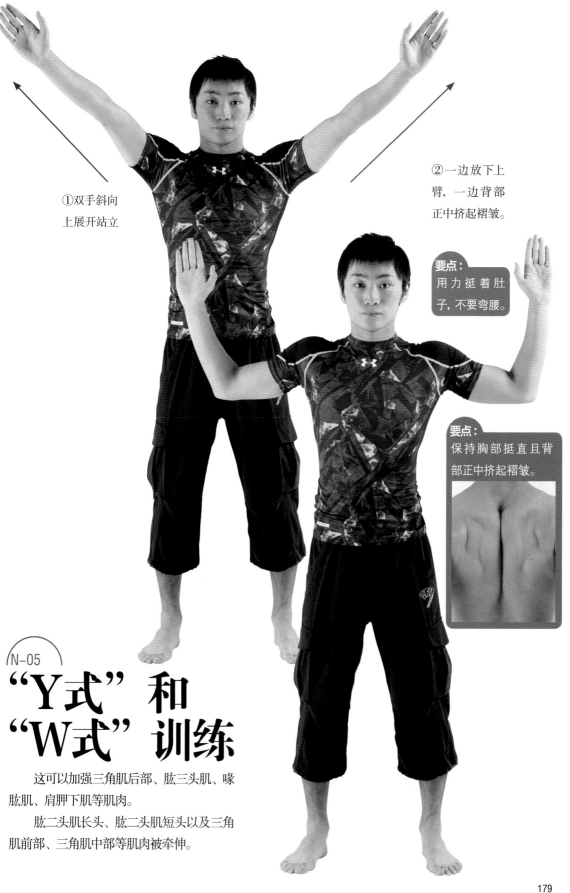

第1章 肩的构造

第2章 与肩有关的肌肉

第3章 肩的运动

第4章 关于肩关节，你都需要了解的事——肩部常见的困扰和不适

第5章 肩关节的类型和检查方法

第6章 不同类型肩关节的康复训练

第7章 肩关节功能改善训练

①双手斜向上展开站立

②一边放下上臂，一边背部正中挤起褶皱。

要点：
用力挺着肚子，不要弯腰。

要点：
保持胸部挺直且背部正中挤起褶皱。

N-05

"Y式"和"W式"训练

这可以加强三角肌后部、肱三头肌、喙肱肌、肩胛下肌等肌肉。

肱二头肌长头、肱二头肌短头以及三角肌前部、三角肌中部等肌肉被牵伸。

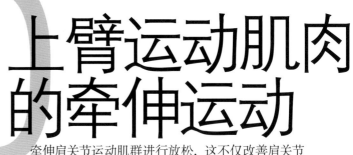

上臂运动肌肉的牵伸运动

牵伸肩关节运动肌群进行放松，这不仅改善肩关节的运动功能，血液循环也会变好，血氧和营养可正常运送到肩部肌群，从而改善肩部的活动范围。

①放松站立。

②接力棒式向后举起手臂（手臂向后方抬起，即接收接力棒时的姿势）。

0-01

"接力棒式"牵伸运动

牵伸大圆肌、小圆肌、冈下肌、三角肌后部、胸大肌胸骨部等肌肉，作为它们拮抗肌的三角肌前部、喙肱肌等肌肉收缩。

②将球向斜前方滚动，使手臂向外旋。

要点：
不要弯曲手肘。

要点：
感受身体一侧的上部，确定要滚动的身体部位。根据肌肉的位置，牵伸的肌肉会有微妙的变化，让我们试着去体会吧。

①将球向斜前方滚动，使手臂向内旋。

将一只手放在桌子上，上半身趴着，头部放/靠在手臂上。牵伸手臂（胳膊）。

要点：
尽可能把手臂伸远。

第1章 肩的构造

第2章 与肩有关的肌肉

第3章 肩的运动

第4章 关于肩关节，你需要了解的事——肩部常见的困扰和不适

第5章 肩关节的类型和检查方法

第6章 不同类型肩关节的康复训练

第7章 肩关节功能改善训练

0-02

疲劳牵伸运动

这可以牵伸肱三头肌、三角肌、大圆肌、小圆肌、冈下肌、肩胛下肌等肌肉。

将手臂放在桌子上，可以减轻日常肩部的重力负荷，更好地进行牵伸运动。

要点：
尽可能把手臂伸远。

伸出手臂（胳膊），将体操球放在手臂下，而头部放在手臂上方。

0-03

疲劳牵伸运动
（使用体操球）

现在，让我们将手臂放在体操球上。

利用体操球的弹力可以完全放松手臂，可更有效地进行牵伸。

③一只手撑在地板上，另一只手放在球上，一边将球往斜前滚动，一边伸直手肘。

0-04

"捻球式"牵伸运动
（使用平衡球）

这可以牵伸肱三头肌、三角肌、大圆肌、小圆肌、冈下肌、肩胛下肌等肌肉。

因为球的旋转会使手臂的位置发生变化，所以这是一种可以向多个方向牵伸肌肉的有效的牵伸运动。

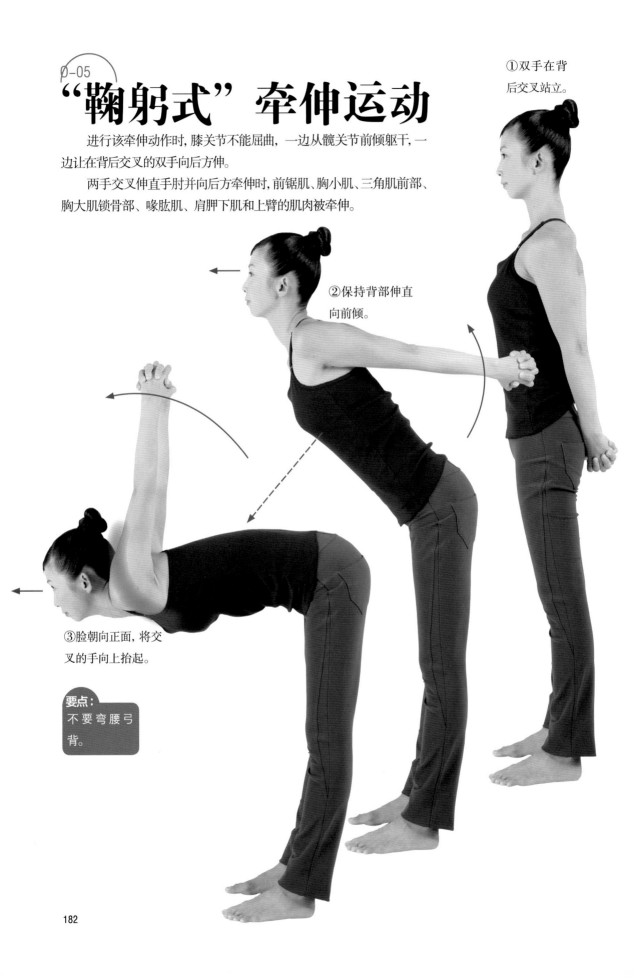

0-05

"鞠躬式"牵伸运动

　　进行该牵伸动作时,膝关节不能屈曲,一边从髋关节前倾躯干,一边让在背后交叉的双手向后方伸。

　　两手交叉伸直手肘并向后方牵伸时,前锯肌、胸小肌、三角肌前部、胸大肌锁骨部、喙肱肌、肩胛下肌和上臂的肌肉被牵伸。

①双手在背后交叉站立。

②保持背部伸直向前倾。

③脸朝向正面,将交叉的手向上抬起。

要点: 不要弯腰弓背。

与肩部运动和姿势保持相关肌肉的训练

主要目标肌肉：椎前肌群、斜角肌群、枕下肌群、背部深层肌群

放松训练

1. 摆动放松运动（使用体操球）
2. 颈部前倾放松运动
3. 颈部后仰放松运动

肌力强化

1. 后仰训练（使用座椅）
2. 颈部上抬训练

牵伸运动

向下牵伸颈部

与肩部运动和姿势保持相关肌肉的放松

P

肩部承担着支撑头部重量和悬挂双臂的两个功能。如果头部不在正确的位置上（正确的姿势），那么肩部的负担会增加。

另一方面，为了提高工作效率，并保证双臂活动自由，双臂通常处于下垂状态，其重量往往都由肩部承担。因此，肩部很容易产生疲劳并出现问题。

下面让我们放松疲劳的肌肉，减轻肩部的负担吧。

P-01
摆动放松运动（使用体操球）

这可以牵伸斜角肌、胸锁乳突肌、肩胛提肌、斜方肌、肩胛舌骨肌并使它们放松。

放松头部（颈部），利用体操球的弹性放轻松地摆动头部以达到放松目的。

> **要点：**
> 不要把体操球置于头后，而是要放在颈后部位。
> 体操球里的空气保持一半程度即可。

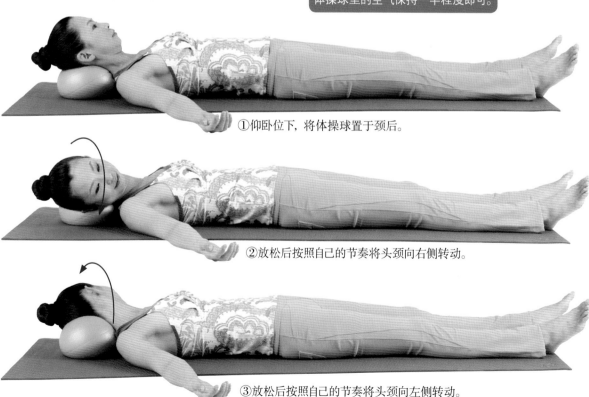

①仰卧位下，将体操球置于颈后。

②放松后按照自己的节奏将头颈向右侧转动。

③放松后按照自己的节奏将头颈向左侧转动。

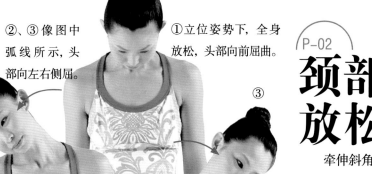

②、③像图中弧线所示，头部向左右侧屈。

①立位姿势下，全身放松，头部向前屈曲。

③

P-02

颈部前倾放松运动

　　牵伸斜角肌、胸锁乳突肌、肩胛提肌、斜方肌、肩胛舌骨肌，使这些肌肉放松。保持头部前倾的状态下，将头向左向右慢慢转动，促进血液循环。

要点：
想象在全身放松的状态下转动头部。

①立位姿势下，将全身放松，头部向后仰。

②、③如图中弧线所示，头部向左右侧屈。

③

P-03

颈部后仰放松运动

　　这可以牵伸斜角肌、胸锁乳突肌、肩胛提肌、斜方肌、肩胛舌骨肌并使它们放松。保持头部后仰的状态，将头向左向右慢慢转动，促进血液循环。

要点：
注意不要使头部过于后仰。

与肩部运动和姿势保持相关肌肉的肌力强化

Q

强化与肩部运动和姿势保持相关的头颈部和背部肌肉。当这些肌肉的力量不足时，头部无法固定在正确的位置上，导致肩部的负荷增加。通过强化肌力使头部回到正确的位置上，将肩部的负担减至最小。

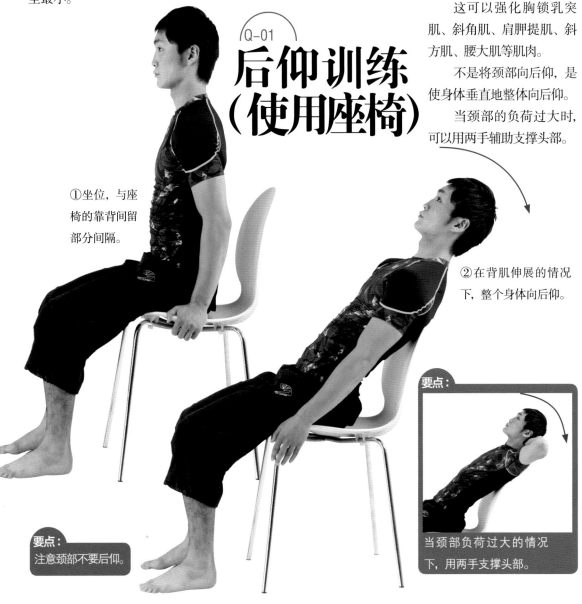

Q-01
后仰训练（使用座椅）

①坐位，与座椅的靠背间留部分间隔。

②在背肌伸展的情况下，整个身体向后仰。

这可以强化胸锁乳突肌、斜角肌、肩胛提肌、斜方肌、腰大肌等肌肉。

不是将颈部向后仰，是使身体垂直地整体向后仰。

当颈部的负荷过大时，可以用两手辅助支撑头部。

要点：
注意颈部不要后仰。

要点：
当颈部负荷过大的情况下，用两手支撑头部。

(Q-02)

颈部上抬训练

这可以强化斜角肌、胸锁乳突肌、肩胛提肌、斜方肌等使颈部在前后左右方向上抬的肌肉。

要点：
慢慢地进行颈部的上下运动，以感受头部的重量。

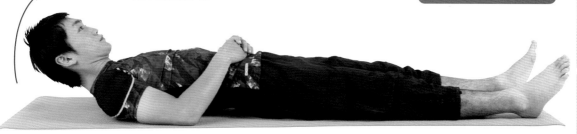

①仰卧位下颈部上抬。

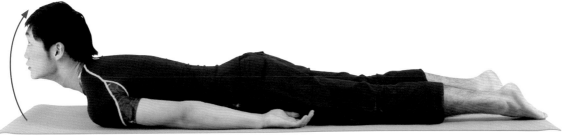

②俯卧位下颈部上抬。

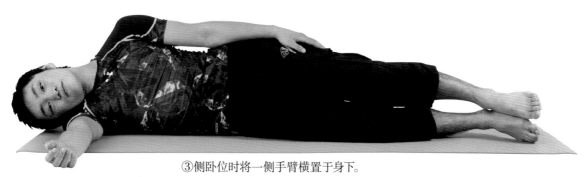

③侧卧位时将一侧手臂横置于身下。

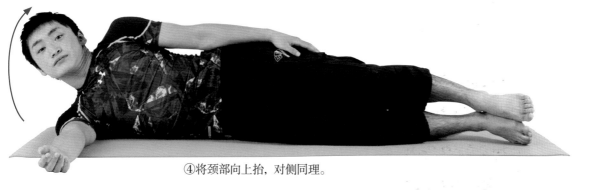

④将颈部向上抬，对侧同理。

与肩部运动和姿势保持相关肌肉的牵伸运动

与肩部运动和姿势保持相关的颈部与背部肌肉所要承受的负担往往比我们想象得大，更容易疲劳。牵伸这些肌肉可缓解肩部的酸痛和疲劳。另外，牵伸可改善血液循环，可以使血管中滞怠的营养和氧气顺利地运输到肩部肌肉组织。

R-01

向下牵伸颈部

这可以牵伸斜角肌、胸锁乳突肌、肩胛提肌、斜方肌、肩胛舌骨肌，对改善颈椎的关节活动有很好的效果。

要点：
颈部向正侧方侧屈，同时有意识地下沉对侧肩。

①右手辅助头部下压，使颈部向右侧侧屈进行拉伸，有意识地下沉左肩。

②左手辅助头部下压，使颈部向左侧侧屈进行拉伸，有意识地下沉右肩。

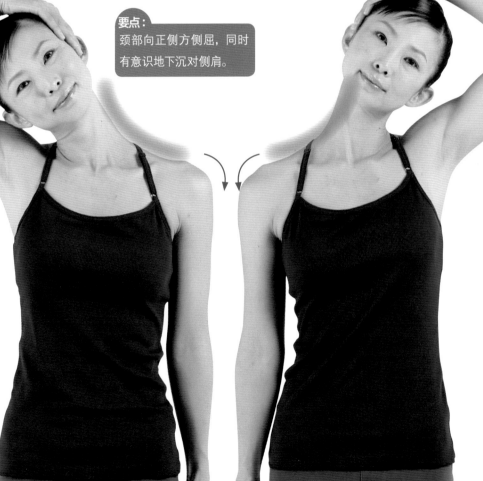

7

呼吸肌的训练

主要目标肌肉：斜角肌、膈肌

放松训练

肘关节上下环转放松运动

肌力强化

背侧上抬身体

牵伸运动

沉肩呼吸牵伸运动

呼吸肌的放松训练

作为呼吸肌的斜角肌和膈肌是在吸气时运动的肌肉。当这些肌肉僵硬时，呼气会变得困难。肌肉放松后，呼吸会更加通畅。

S-01

肘关节上下环转放松运动

这可以使斜角肌交替收缩和舒张，能使斜角肌有效放松。有意识地进行深呼吸可以引导膈肌的上下运动。

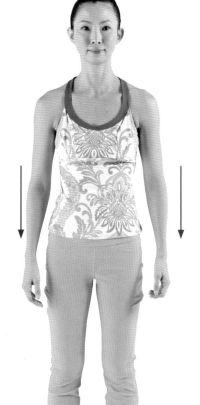

①将指尖立放于肩峰处同时收腹。

②保持指尖的位置和收腹的状态下，进行深吸气同时将两肘举起。

③呼出一口气，伴随肘放下的动作而放松全身。

要点：
两肘放下后立即将全身力量完全松懈下来。

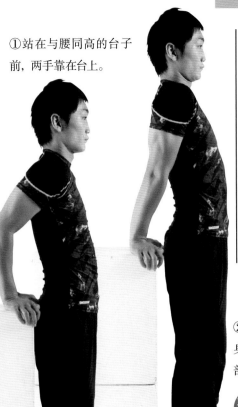

①站在与腰同高的台子前，两手靠在台上。

呼吸肌的肌力强化

强化作为呼吸肌的斜角肌和膈肌，为呼吸肌提供余力保障。

T-01

背侧上抬身体

这可以通过收缩斜角肌强化斜角肌。

②注意上半身不要向后倾斜，将身体垂直向上延展的同时伸直肘部，抬起脚跟。

要点：
沉肩向下压，使身体垂直向上抬起。

两肩向下沉的状态下放松站立。

将嘴轻轻张开，用嘴进行深呼吸。

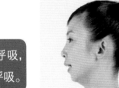

要点：
不是用鼻呼吸，而是用嘴呼吸。

呼吸肌的牵伸运动

有意识地进行深呼吸，牵伸斜角肌和膈肌。

U-01

沉肩呼吸牵伸运动

两肩向下沉的状态下进行深呼吸。

第1章 肩的构造

第2章 与肩有关的肌肉

第3章 肩的运动

第4章 关于肩关节，你应懂了解的事 肩关节常见的困扰和不适

第5章 肩关节的类型和检查方法

第6章 不同类型肩关节的康复训练

第7章 肩关节功能改善训练

肩部运动一览表

锁骨的运动

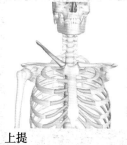

上提

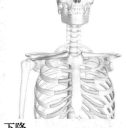

下降

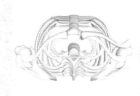

前伸

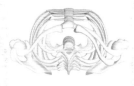

后缩

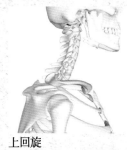

上回旋

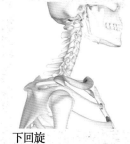

下回旋

肩胛骨的运动

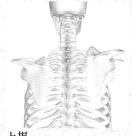

上提

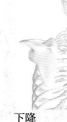

下降

外展

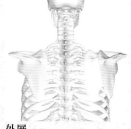

内收

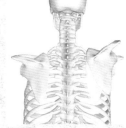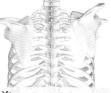

外旋

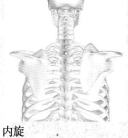

内旋

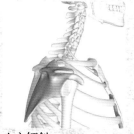

上方倾斜

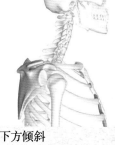

下方倾斜

锁骨 + 肩胛骨 + 肱骨的复合运动

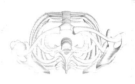

肩胛带的屈曲

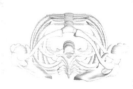

肩胛带的伸展

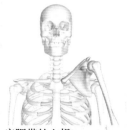

肩胛带的上提

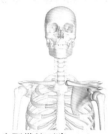

肩胛带的下降

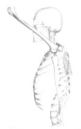

肩关节的屈曲（前方上提）

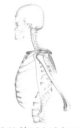

肩关节的伸展（后方上提）

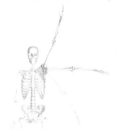

肩关节的外展（侧方上提）

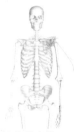

肩关节的内收

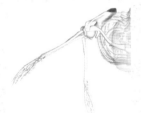

肩关节的外旋

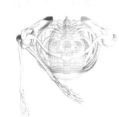

肩关节的内旋

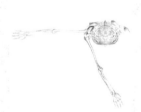

肩关节的水平屈曲

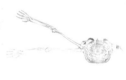

肩关节的水平伸展

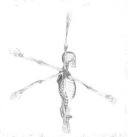

肩关节的环转运动（圆周
运动）

参与肩部运动的肌肉一览表

附着在肩胛带上的肌肉

●斜方肌

起点：枕骨上项线、枕骨粗隆、项韧带、第7颈椎及全部胸椎的棘突和棘上韧带

止点：肩胛骨的肩胛冈、肩峰上缘、锁骨外侧1/3

主要功能：上部纤维使肩胛骨和锁骨的肩峰端向内上方提。中部纤维使肩胛骨向内侧牵伸，靠近脊柱。下部纤维使肩胛骨的上部向内下方下降，同时使肩胛下角向外旋

支配神经：副神经（外支）和颈丛肌支C2~C4

血管：枕动脉、颈横动脉浅支、肩胛上动脉、肋间动脉、颈深动脉等

●大菱形肌

起点：第1~4（5）胸椎的棘突和棘上韧带

止点：肩胛骨内侧缘（肩胛冈的下方）

主要功能：将肩胛骨牵拉至内上方

支配神经：肩胛背神经C4~C6

血管：颈横动脉深支（肩胛下动脉）、肋间动脉

●小菱形肌

起点：下部项韧带，第（5）6、7颈椎的棘突

止点：肩胛骨内侧缘（肩胛冈的高度）

主要功能：将肩胛骨牵拉至内上方

支配神经：肩胛背神经C4~C6

血管：颈横动脉深支（肩胛下动脉）、肋间动脉

●肩胛提肌

起点：第1~（3）4颈椎的横突

止点：肩胛上角和内侧缘上部

主要功能：将肩胛骨牵拉至内上方

支配神经：颈神经丛和肩胛背神经C2~C5

血管：颈横动脉、肋间动脉等

●前锯肌

起点：第1~8（9、10）肋外侧

止点：第1、2肋及二者之间的腱弓起始的肌束止于肩胛上角。第2、3肋起始的部分肌束分散在肩胛骨内侧缘。第4肋以下起始的肌束止于肩胛下角

主要功能：牵伸肩胛骨

支配神经：胸长神经C5~C7（C8）

血管：颈横动脉深支（肩胛下动脉）、胸肩峰动脉胸肌支、胸背动脉、胸外侧动脉等

●胸小肌

起点：第2（3）~5肋表面

止点：肩胛骨喙突

主要功能：肩胛骨向前下活动

支配神经：内侧和外侧胸肌神经C7、C8（T1）

血管：胸肩峰动脉、胸外侧动脉、胸最上动脉

●锁骨下肌

起点：第1肋上面的胸骨端

止点：锁骨中部下面

主要功能：向下牵伸锁骨

支配神经：锁骨下肌神经C5（C6）

血管：胸肩峰动脉

●肩胛舌骨肌

起点：肩胛骨上缘（下腹）

止点：舌骨体下缘外侧部（上腹）

主要功能：将舌骨拉至后下方

支配神经：颈神经陷窝支C1~C3（C4）

血管：颈外动脉和锁骨下动脉的分支

●胸锁乳突肌

起点：胸骨部起自胸骨柄的前面，锁骨部起自锁骨的胸骨端

止点：颞骨的乳突、枕骨的上项线外侧

主要功能：两侧同时收缩时，耸肩，前伸下巴；单侧收缩时，面部转向对侧；辅助吸气

支配神经：副神经外支，颈丛肌支C2、C3

血管：甲状腺上动脉、枕动脉等

附着于上臂、前臂的肌肉

●冈上肌

起点：肩胛骨的冈上窝、冈上肌筋膜内侧

止点：肱骨大结节的上部、肩关

节囊·

主要功能：肩关节的外展

支配神经：肩胛上神经C5、C6

血管：颈横动脉浅支、颈横动脉深支（肩胛背动脉）、肩胛上动脉、肩胛回旋动脉

● 冈下肌

起点：肩胛骨的冈下窝、冈下肌筋膜内侧

止点：肱骨大结节中部

主要功能：肩关节外旋，上部纤维是外展，下部纤维是内收

支配神经：肩胛上神经C5、C6

血管：肩胛回旋动脉、肩胛上动脉

● 肩胛下肌

起点：肩胛骨肋骨侧（肩胛下窝）以及肩胛下筋膜内侧

止点：肱骨前小结节、小结节嵴上端内侧、肩关节囊

主要功能：肩胛骨的内旋

支配神经：肩胛下神经C5、C6

血管：肩胛回旋动脉（肩胛下动脉的分支）、肩胛上动脉

● 小圆肌

起点：肩胛骨后面的外侧缘的上半部

止点：肱骨大结节的下部，大结节嵴的上端

主要功能：肩关节的外旋

支配神经：腋神经C5、C6

血管：肩胛回旋动脉（肩胛下动脉的分支）

● 大圆肌

起点：肩胛下角、冈下肌筋膜的下部外侧

止点：肱骨小结节嵴

主要功能：肩关节的内收、内旋、伸展

支配神经：肩胛下神经C5、C6（C7）

血管：肩胛回旋动脉（与肩胛背动脉相吻合）

● 三角肌

起点：肩胛冈、肩峰、锁骨的外侧1/3

止点：肱骨三角肌粗面

主要功能：肩关节的外展、前部纤维使肩关节屈曲、后部纤维使肩关节伸展

支配神经：腋神经C4（C5）~C6

血管：腋动脉（肩胛下动脉、胸肩峰动脉）、肱动脉（肱深动脉）等

● 喙肱肌

起点：喙突

止点：肱骨内侧面的中部（小结节嵴下方）

主要功能：肩关节屈曲、内收

支配神经：肌皮神经（C5）C6、C7

血管：肱动脉（前后肱骨回旋动脉）

● 肱二头肌
● 肱二头肌长头

起点：肩胛骨的盂上结节

止点：桡骨粗面，一部分由肱二头肌腱鞘到前臂肌筋膜

主要功能：肩关节的外展

支配神经：腋神经（C4）C5、C6

血管：肱动脉、腋动脉

● 肱二头肌短头

起点：肩胛骨的喙突

止点：与肱二头肌长头融合止于相同位置

主要功能：肩关节的内收

支配神经：腋神经（C4）C5、C6

血管：肱动脉、腋动脉

● 肱三头肌长头

起点：肩胛骨的盂下结节

止点：尺骨的鹰嘴

主要功能：肩关节伸展、肘关节伸展

支配神经：桡神经（C6）C7、C8

血管：肱深动脉、尺侧副动脉、后肱骨回旋动脉

● 背阔肌

起点：第6~8胸椎以下的棘突。腰背筋膜、髂骨翼、第（9）10~12肋以及肩胛下角

止点：肱骨小结节嵴

主要功能：肱骨内收，向后内方收

支配神经：胸背神经（C6）C7、C8

血管：胸背动脉（肩胛下动脉）

● 胸大肌

起点：锁骨内侧1/2~2/3（锁骨部），胸骨前面和上位第5~7肋软骨（胸肋部），腹直肌鞘的前壁（腹部）

195

止点：肱骨的大结节嵴

主要功能：肱骨的内收、内旋

支配神经：胸背神经（C5）C6~T1

血管：胸肩峰动脉、胸最上动脉、胸外侧动脉、前肱骨回旋动脉等

其他肌肉：与肩关节运动以及姿势保持相关的肌肉

椎前肌群

●颈长肌

起点：垂直部起于第5颈椎~第3胸椎体，上斜部起于第（2）3~5（6）颈椎的横突，下斜部起于第1~3胸椎椎体

止点：垂直部止于第2~4颈椎椎体，上斜部止于寰椎前结节，下斜部止于第5~7颈椎的横突

主要功能：两侧收缩会使颈椎向前方屈曲；单侧收缩使颈椎向同侧侧屈

支配神经：颈神经前支C2~C6

血管：甲状腺下动脉、咽升动脉、椎动脉肌支

●头长肌

起点：第3~6颈椎横突前结节

止点：枕骨底部下面

主要功能：两侧同时收缩使头部向前方屈曲；单侧收缩使头部向同侧侧屈

支配神经：颈神经前支C1~（C4）C5

血管：甲状腺下动脉、咽升动脉、椎动脉的肌支

●头前直肌

起点：寰椎侧块的前方，横突

止点：枕骨大孔的前方

主要功能：两侧同时收缩使头部向前方屈曲；单侧收缩使头部向同侧侧屈

支配神经：颈神经前支C1（C2）

血管：甲状腺下动脉、咽升动脉、椎动脉

●头外侧直肌

起点：寰椎横突

止点：枕骨的颈静脉突起的下方、枕骨的外侧部

主要功能：头部向同侧侧屈

支配神经：颈神经前支C1（C2）

血管：椎动脉肌支

斜角肌群

●前斜角肌

起点：第3~（6）7颈椎的横突前结节

止点：第1肋的前斜角肌结节（Lisfranc结节）

主要功能：将肋骨上提使胸廓扩张（吸气）

支配神经：颈神经前支（C4）C5~C6（C7）

血管：甲状颈干（甲状腺下动脉、颈升动脉、颈横动脉、肩胛上动脉）

●最小斜角肌

起点：第6（7）颈椎的横突

止点：第1肋的外侧面、胸膜顶

主要功能：使胸膜顶紧张

支配神经：颈神经前支C8

血管：与前斜角肌相同

●中斜角肌

起点：第2~7颈椎横突后结节

止点：第1肋的锁骨下动脉沟后方（有时止于第2、3肋）

主要功能：将第1肋上提使胸廓扩张（吸气）

支配神经：颈神经前支C2（C3）~C8

血管：与前斜角肌相同

后斜角肌

起点：第（4）5、6颈椎的横突后结节

止点：第2肋的外侧面

主要功能：将第2肋上提使胸廓扩张（吸气）

支配神经：颈神经前支（C6）C7、C8

血管：与前斜角肌相同

枕下肌群

●头后大直肌

起点：枢椎的棘突

止点：枕骨的下项线中央1/3

主要功能：主要是将头部向后方牵拉保持直立位；单侧收缩使头部向同侧侧屈，且向同侧旋转

支配神经：枕下神经的内侧支C1

血管：枕动脉、椎动脉、颈深动脉的分支等

●头后小直肌

起点：寰椎的后结节

止点：枕骨的下项线内侧1/3

主要功能：主要是将头部向后方牵拉保持直立位；单侧收缩时头部向同侧侧屈

支配神经：枕下神经的内侧支C1

血管：枕动脉、椎动脉、颈深动脉的分支等

●头上斜肌

起点：寰椎的横突前方

止点：枕骨的下项线外侧部的外上方

主要功能：主要是将头部向后方牵拉保持直立位；单侧收缩时头部向同侧侧屈

支配神经：枕下神经的外侧支C1

血管：枕动脉、椎动脉、颈深动脉的分支等

●头下斜肌

起点：枢椎的棘突

止点：寰椎的横突后部

主要功能：主要是将头部向后方牵拉保持直立位；单侧收缩时向同侧屈曲，且向同侧旋转

支配神经：颈神经后支的内侧支C1、C2

血管：枕动脉、椎动脉、颈深动脉的分支等

●背部固有肌
●夹肌（头、颈）

起点：头夹肌起自项韧带，第3颈椎~第3胸椎的棘突；颈夹肌起自

第3~6胸椎的棘突

止点：头夹肌止于乳突和上项线外侧；颈夹肌止于1~3颈椎的横突后结节

主要功能：单侧收缩时，头和颈向同侧旋转，且向同侧侧屈；两侧同时收缩时，头和颈后伸

支配神经：脊神经后支的外侧支C1~C5

血管：枕动脉降支的肌支、颈横动脉的浅支

●髂肋肌（腰、胸、颈）

起点：髂骨翼以及骶骨后面，第3（4）~12肋的肋骨角上缘

止点：第12~1肋的肋骨角以及第7~4（3）颈椎的横突后结节

主要功能：两侧同时收缩时，脊柱向后屈曲，向下方牵拉肋骨；单侧收缩时，身体向同侧屈曲

支配神经：脊神经后支的外侧支C8~L1

血管：肋间动脉、肋下动脉和腰动脉的后支

●最长肌（胸、颈、头）

起点：胸最长肌起自髂骨翼、骶骨以及腰椎的棘突。颈最长肌和头最长肌起自胸椎的横突或颈椎的关节突（第6胸椎~第5颈椎）

止点：胸最长肌止于全腰椎的肋突、第3~5肋以下的肋骨（外侧肌腱列）、全腰椎的副突起和全胸椎的横突起；颈最长肌止于第

2~6颈椎的横突后结节；头最长肌止于颞骨的乳突

主要功能：两侧同时收缩时，脊柱后伸，将肋骨向下方牵拉。单侧收缩时，身体向同侧屈曲

支配神经：脊神经后支的外侧支C1~L5

血管：外侧骶骨动脉、肋间动脉、肋下动脉、腰动脉、枕动脉、椎动脉、颈深动脉的分支等

●棘肌

起点：第2腰椎~第12、11胸椎的棘突

止点：第8、9~第3、2、1胸椎棘突

主要功能：两侧同时收缩时，身体后伸；单侧收缩时，身体向同侧屈曲

支配神经：脊神经后支的内侧支C2~T10

血管：肋间动脉、肋颈动脉的颈深支

●半棘肌（头、颈、胸）

起点：头半棘肌起自第8胸椎~第3颈椎的横突；颈和胸半棘肌起自第12~1（2）胸椎的横突

止点：头半棘肌止于枕骨的上、下项线之间；颈和胸半棘肌止于第4胸椎~第2颈椎的棘突

主要功能：两侧同时收缩时，头和脊柱后伸；单侧收缩时，脊柱向同侧旋转

支配神经：脊神经后支的内侧支

（外侧支）C1~T7

血管：肋间后动脉的肌支、枕动脉降支、颈深动脉

●多裂肌

起点：骶骨背面、腰椎的乳突、胸椎的横突以及下位4个颈椎关节突

止点：1个以上的上位椎体棘突（腰部至颈部）

主要功能：两侧同时收缩引起脊柱伸展；单侧收缩时，脊柱同侧侧屈以及对侧旋转；骨盆的伸展和侧方移动

支配神经：脊神经后支C3~S3

血管：肋间后动脉和腰动脉的内侧支，颈深动脉等

●回旋肌

起点：腰椎的乳突、胸椎横突、颈椎关节突

止点：上位椎骨的棘突

主要功能：辅助脊柱旋转

支配神经：颈、胸、腰神经的后支C3~S3

血管：肋间后动脉和腰动脉的内侧支、颈深动脉

●棘间肌

起点：棘突

止点：上位椎骨的棘突，第2颈椎为止

主要功能：辅助脊柱的背伸

支配神经：脊神经后支

血管：肋间动脉背支和腰动脉的肌支、颈深动脉

●横突间肌

起点：所有椎体的横突或肋突

止点：上位椎体横突或是肋突，第2颈椎为止

主要功能：辅助脊柱侧屈

支配神经：背固有肌系统为脊神经后支，躯干腹外侧肌肉系统为脊神经前支

血管：肋间动脉背支和腰动脉的肌支，颈深动脉

其他肌肉：支撑颈前部的肌肉

●舌骨下肌群
●胸骨舌骨肌

起点：胸骨柄、胸锁关节囊、锁骨内侧端的后面。（第1肋软骨）

止点：舌骨体下缘内侧半

主要功能：将舌骨向下牵拉

支配神经：颈祥上根C1、C2

血管：颈升动脉的分支

●肩胛舌骨肌

起点：肩胛骨上缘（下腹）

止点：舌骨体下缘外侧部（上腹）

主要功能：将舌骨拉至后下方

支配神经：颈神经陷窝支C1~C3（C4）

血管：颈外动脉和锁骨下动脉的分支

●胸骨甲状肌

起点：胸骨柄后面、第1肋软骨

止点：甲状软骨斜线

主要功能：将甲状软骨向下牵拉

支配神经：颈祥上根C1、C2

血管：颈升动脉的分支

●甲状舌骨肌

起点：甲状软骨斜线

止点：舌骨体和舌骨大角的后面

主要功能：将舌骨向下牵拉

支配神经：与舌下神经相伴而行的颈神经C1

血管：颈升动脉的分支

其他肌肉：支撑胸廓的肌肉

●上后锯肌

起点：第4（5）颈椎到第1（2）胸椎的棘突和项韧带

止点：第2~5肋的肋骨角和其外侧

主要功能：上提第2~5肋（辅助吸气）

支配神经：肋间神经（C8）、T1~T4

血管：肋间动脉的分支

●下后锯肌

起点：第11胸椎~第2腰椎的棘突

止点：第9~（11）12肋的外侧部下缘

主要功能：下拉第9~12肋（辅助呼气）

支配神经：肋间神经T9~T11（T12）

血管：肋间动脉的分支

肩功能改善训练一览表

肩上提肌肉的训练

放松训练

1 肩的上下放松运动

2 手臂摆动放松运动

3 上半身的"8"字放松运动

4 跪位摆动放松（使用平衡球）

肌力强化

1 肩的上下运动

2 肩的上下运动（使用装满水的塑料瓶）

3 肩的上下运动（使用弹力带）

牵伸运动

1 头部侧倾牵伸运动

2 抱头牵伸运动

3 弯腰弓背牵伸运动

4 沉肩运动

肩下降肌肉的训练

放松训练

1. 胸部"8"字放松运动

2. 摆动放松运动（使用平衡球）

3. 滚动放松运动（使用体操球）

肌力强化

1. 身体支撑训练

2. 投球训练（使用装满水的塑料瓶）

3. 按压训练（使用体操球）

4. 伸缩训练（使用弹力带）

5. 按压训练（使用平衡球）

牵伸运动

1. 倾斜牵伸运动

2. 斜向下牵伸运动

3. 仰卧伸展运动（使用体操球）

4. 仰卧伸展运动（使用泡沫轴）

肩内收肌肉的训练

放松训练

1. 肩部环转放松运动

2. 肩部环转放松运动（使用体操球）

肌力强化

1. 肩外旋肌群训练

2. 夹泡沫轴训练

3. 夹体操球训练

4. 体操球牵伸训练

5. 弹力带牵伸训练

牵伸运动

1. 手背并拢式牵伸运动

2. 并拢毛巾牵伸运动

3. 抱球式牵伸运动

肩伸展肌肉的训练

放松训练

1. 胸部肌肉放松训练

2. 松弛胸部肌肉

3. 按摩放松（使用泡沫轴）

肌力强化

1. 双手祷祈式训练

2. 双手挤压训练（使用平衡球）

3. 体操球挤压训练

牵伸运动

1. 扩胸牵伸运动

2. 扶墙牵伸运动

上臂运动肌肉的训练

放松训练

1. 前臂的旋前、旋后放松运动

2. 前后摆臂放松运动

3. 上臂回旋放松运动

4. 上臂前方回旋放松运动

肌力强化

1. 前臂并拢训练

2. 前臂张合训练

3. 前臂水平位训练

4. 肩外展90°，上臂旋内、旋外训练

5. "Y式"和"W式"训练

牵伸运动

1. "接力棒式"牵伸运动

2. 疲劳牵伸运动

3. 疲劳牵伸运动（使用体操球）

4. "捻球式"牵伸运动（使用平衡球）

5. "鞠躬式"牵伸运动

与肩部运动和姿势保持相关肌肉的训练

放松训练

1. 摆动放松运动（使用体操球）

2. 颈部前倾放松运动

3. 颈部后仰放松运动

肌力强化

1. 后仰训练（使用座椅）

2. 颈部上抬训练

牵伸运动

向下牵伸颈部

呼吸肌的训练

放松训练

肘关节上下环转放松运动

肌力强化

背侧上抬身体

牵伸运动

沉肩呼吸牵伸运动

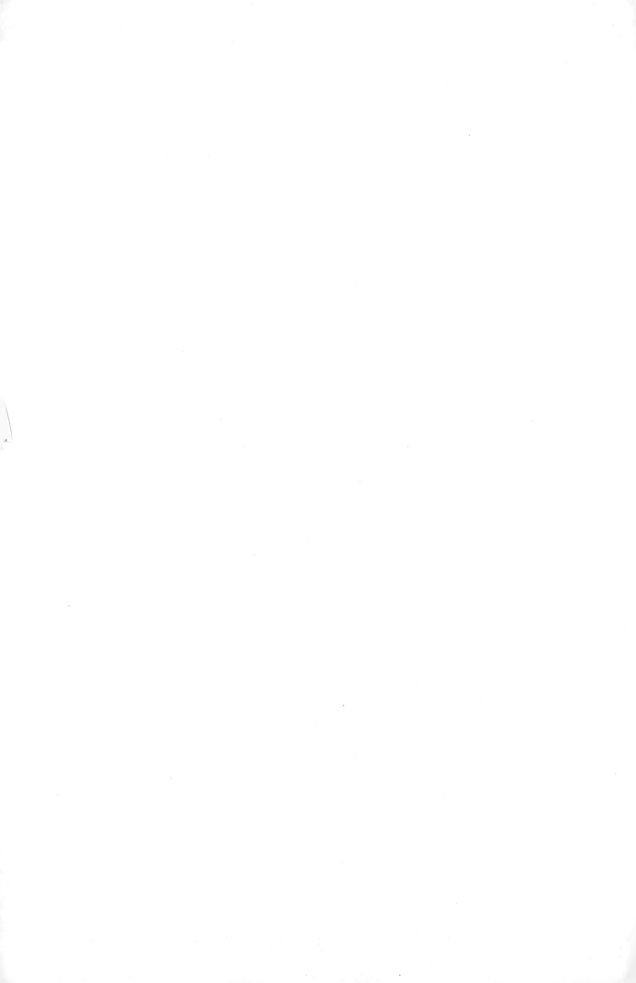